実践力UP!

# 新生児蘇生法 NCPR 37のポイント

公益財団法人田附興風会医学研究所
北野病院小児科　水本　洋　著

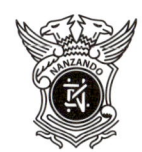

南山堂

# 読者の皆様へ

　「実践力UP！新生児蘇生法NCPR 37のポイント」を手に取っていただきありがとうございます．本書は2015年10月16日のガイドライン改訂前に執筆いたしました．改訂内容に大きな変更はありませんでしたが，本書をお読みになる上で以下の点にご留意くださいませ．

・本書では「刺激をしても反応が乏しく，無呼吸または徐脈が続く赤ちゃんは，あなたの人工呼吸を必要としています．そしてそのタイムリミットは30秒です」(p.5)と表現しています．もちろん初期処置を行い，必要な症例に対して30秒以内に人工呼吸を開始できれば最高で，それを目標とするべきと思います．ただ実際には出生から蘇生台に運ばれるまでに数秒かかったり，気道を確実に開通するために時間を要したりするかもしれません．新しいガイドラインでは，さまざまな状況がある中で，<u>遅くとも</u>出生後60秒以内に人工呼吸を開始するべきであるという推奨となっています．

・本書では「胸骨圧迫を開始する状況では，高濃度酸素に切り替えます」(p.13)と記載しています．新しいガイドラインでは，胸骨圧迫開始後に酸素投与は必要ですが，必ずしも高濃度酸素でなくてもよいとされています．しかし毎分60回未満の心拍数が続くようであれば，酸素濃度はさらに上げていきます．本書に記載したとおり，胸骨圧迫開始後にいきなり高濃度酸素を使用してもかまいません．どんな酸素濃度を使用したとしても，自己心拍再開後は漫然と酸素を使い続けることはせず，酸素飽和度をみながら適宜酸素濃度を調整していくということが重要です．

2016年6月

水本　洋

# 推薦の序

　今回，水本洋先生が普段の蘇生講習会で強調されている思いが，1冊の教科書として完成しました．水本先生は，2007年に新生児蘇生法普及事業を開始した当初からコアインストラクターとして講習会を開催し，多数のプロバイダーを輩出してきました．その明快で臨床現場に直結する実践的な講義は評判を呼び，関西地区では大人気の講習会の一つで，募集をかけるとあっという間に定員が埋まってしまう状況が続き，多くのリピーターがいると聞いております．平行して水本先生の蘇生講習会における有効な教育方法を，これからインストラクターとして活躍していただく皆様方にも共有していただくために，全国で開催されているインストラクター養成コースでのご指導もお願いしてきました．2013年11月からは，大阪Bトレーニングサイトの責任者として，インストラクター養成コース，インストラクターフォローアップコースの開催をお願いしております．私もインストラクター養成コースでご一緒させていただき，水本先生の講義・実技実習を間近で拝見拝聴し，毎回新たな学びを経験しています．

　そういったことから，現在インストラクターの先生方に使用していただいている「日本版救急蘇生ガイドライン2010に基づく新生児蘇生法インストラクターマニュアル 第3版」に水本先生にも執筆者として加わっていただきました．しかし，共著のため十分伝えきれなかった面が多々あったと思います．

　本書は，水本先生が蘇生講習会で試行錯誤で行ってきた，"いかに受講者が効果的に新生児蘇生を学び，実践できるか"を主眼にお一人で魂を込めて書かれており，読んでいると目の前で水本先生が蘇生講習会を行っているかのような錯覚におちいるような臨場感がある書籍です．本書を通読するのもよし，実際の蘇生の場でうまくいかなかったことを本書の中から探し出して読むのもよし，各自にあった使い方をしていただければと思います．

　また，本書のシナリオを使って院内教育に活用してみてはいかがでしょうか．1回の講習会で一つのシナリオをデブリーフィングに時間をかけてしっかり行い，定期的に行うことにより，新生児蘇生における知識・技術・態度の維持向上のために役立ててください．

　本書を手にとってくださった方，蘇生講習会を受けてみたいけれどどんな内容なのかを知りたい方，蘇生講習会を受けたけれど蘇生の現場に立ち会う機会が少ない方，蘇生講習会を行っているけれど何となく自信を持ってインストラクションできない方が是非一読され，多くの赤ちゃんの予後改善につながることを願ってやみません．

2015年3月

日本周産期・新生児医学会　新生児蘇生法普及委員会委員長

**細野茂春**

# はじめに

　私は2007年にNCPRインストラクターの資格を取得し，Aコース・Bコースを約50回開催してきました．また正規のコース以外にも，新生児蘇生の勉強会を何度も行いました．NCPRの究極の目標は，「赤ちゃんがいつ，どこで生まれても，適切な蘇生を受けることができる」ということです．しかし日頃滅多に蘇生を行う機会のない施設において，いざという時に使える知識・技術・チームワークを定着させるということは，とてもとても難しいことです．私自身，講習会のたびに「これで本当に赤ちゃんの予後は改善するのだろうか？」と考え，有効な学習方法について今も試行錯誤しています．

　本書は私がNCPR講習会や勉強会の中でお話させていただいていることや，受講後の継続的な学習の方法について考えていることをまとめました．新生児蘇生に関する知識は田村正徳編集「新生児蘇生法テキスト　改訂第2版（メジカルビュー社）」に詳しく書かれています．その知識を「知っている」から「実践できる」に昇華させるために，本書がお役に立てれば幸いです．

　本書を執筆するにあたり，私のこれまでのインストラクションの経験から，以下のことを意識しました．

## 1．症例をベースとして解説しています

　知識としては理解していても，それを実践できるようになるためには，症例経験の積み重ねが必要です．本書は最初に症例を提示して，そのシナリオの中でポイントを解説するような構成にしています．臨場感が伝わるように，物語風に表現してみました．登場人物である新人看護師・小児科研修医が成長する様子もあり，最後までお楽しみいただけると思います．

## 2．うまくいかない場合の対応について強調しています

　経験の少ないスタッフにとって，最も知りたいことは「処置がうまくいかない場合の対応」でしょう．もしもこの状況で気管挿管ができなければどうするか？　バッグ・マスク換気がうまくいかない時に何をチェックするべきなのか？　物品が限られている状況で蘇生をしなければいけない時はどう対処する？　など，身につけておけばきっと実際の蘇生でも慌てないで対応できるような，そんな知識についてまとめています．

## 3．デブリーフィング・シミュレーションにこだわっています

　時間をかけたデブリーフィング（振り返り），リアリティのあるシミュレーション実習について，「とても講習会でそんな時間はないですよ」，「そんな高度な実習は誰もついて来られないじゃないですか？」とご意見をいただくことがあります．それでも私はこう主張します．**「デブリーフィングはとことん時間をかけて共有してください」**，**「リアリティのある実習だからこそ，本番でも役立つ技術が身につくのです」**と．症例7～9にはそんな私のこだわりを詰め込みました．

　さあ「付録」のシナリオ集を使って，皆さんのご施設でもぜひ「実践力が身につく実習」を実施してみてください！　本書が新生児蘇生の学びのきっかけとなり，赤ちゃんの予後が改善することを願ってやみません．

　この本の企画をご提案いただき，出版に至るまで細かくサポートしていただいた南山堂の高見沢恵様，この本を世に出すことを応援してくださった日本大学小児科の細野茂春先生に，心より感謝申し上げます．

　2015年3月

水本　洋

# CONTENTS

**症例 1** 赤ちゃんを救うのは，あなたの人工呼吸です ———————— 2
- **Point ①** 新生児仮死の 90%は，あなたの人工呼吸だけで蘇生できる ———— 4
- **Point ②** 目の前の赤ちゃんに，人工呼吸は必要ですか？ ———————— 5
- **Point ③** あなたの人工呼吸は成功していますか？ ——————————— 6
- **Point ④** 徐脈が改善しない，胸郭も上昇しない時にチェックすること ——— 7
- **Point ⑤** パルスオキシメータを装着するタイミング ——————————— 9

**症例 2** 回せ，回せ．酸素を，血液を ———————————————— 10
- **Point ⑥** 人工呼吸だけで蘇生できない？ 胸骨圧迫が必要な状況を理解しましょう — 12
- **Point ⑦** 酸素を使うことを忘れずに ——————————————————— 13
- **Point ⑧** 両母指圧迫法を，正しい手技で ————————————————— 14
- **Point ⑨** 胸骨圧迫開始後も，冷静に「評価」，「行動」できますか？ ————— 15

**症例 3** だから，挿管しよう ————————————————————— 16
- **Point ⑩** 蘇生中に気管挿管を考慮するべき状況について ————————— 18
- **Point ⑪** 気管挿管"介助"の仕事は 5 つです ——————————————— 20
- **Point ⑫** 気管挿管成功の確認方法は？ ～カプノモニターも万能ではない～ — 22
- **Point ⑬** ボスミン® の投与方法を覚えておきましょう ——————————— 24
- **Point ⑭** 蘇生後のケア，特に脳低体温療法の適応を覚えておきましょう —— 25

**症例 4** 努力呼吸がなかなか改善しない… ————————————— 26
- **Point ⑮** 気管吸引の適応と方法 ————————————————————— 28
- **Point ⑯** パルスオキシメータの使い方 ———————————————— 29
- **Point ⑰** ちょっとくらい酸素を使ってもいいじゃない？ ———————— 30
- **Point ⑱** CPAP と酸素投与のどちらをするべきか？ ——————————— 31
- **Point ⑲** あなたの CPAP は，本当に赤ちゃんの呼吸を助けていますか？ —— 32
- **Point ⑳** NCPR アルゴリズムのゴールとは？ ——————————————— 33

**症例 5** 小さな命の始まりは… —————————————————— 34
- **Point ㉑** 小さな赤ちゃんが生まれる際に，特別に準備することがあります — 36
- **Point ㉒** 母児関係促進のために，できることがあります ————————— 37

**症例 6** 昨日生まれた赤ちゃんにも，NCPR は使えます ——————— 38
- **Point ㉓** 蘇生に必要な物品が限られている場合の対応 ————————— 40
- **Point ㉔** 出生直後に行う蘇生と異なる点 ——————————————— 41

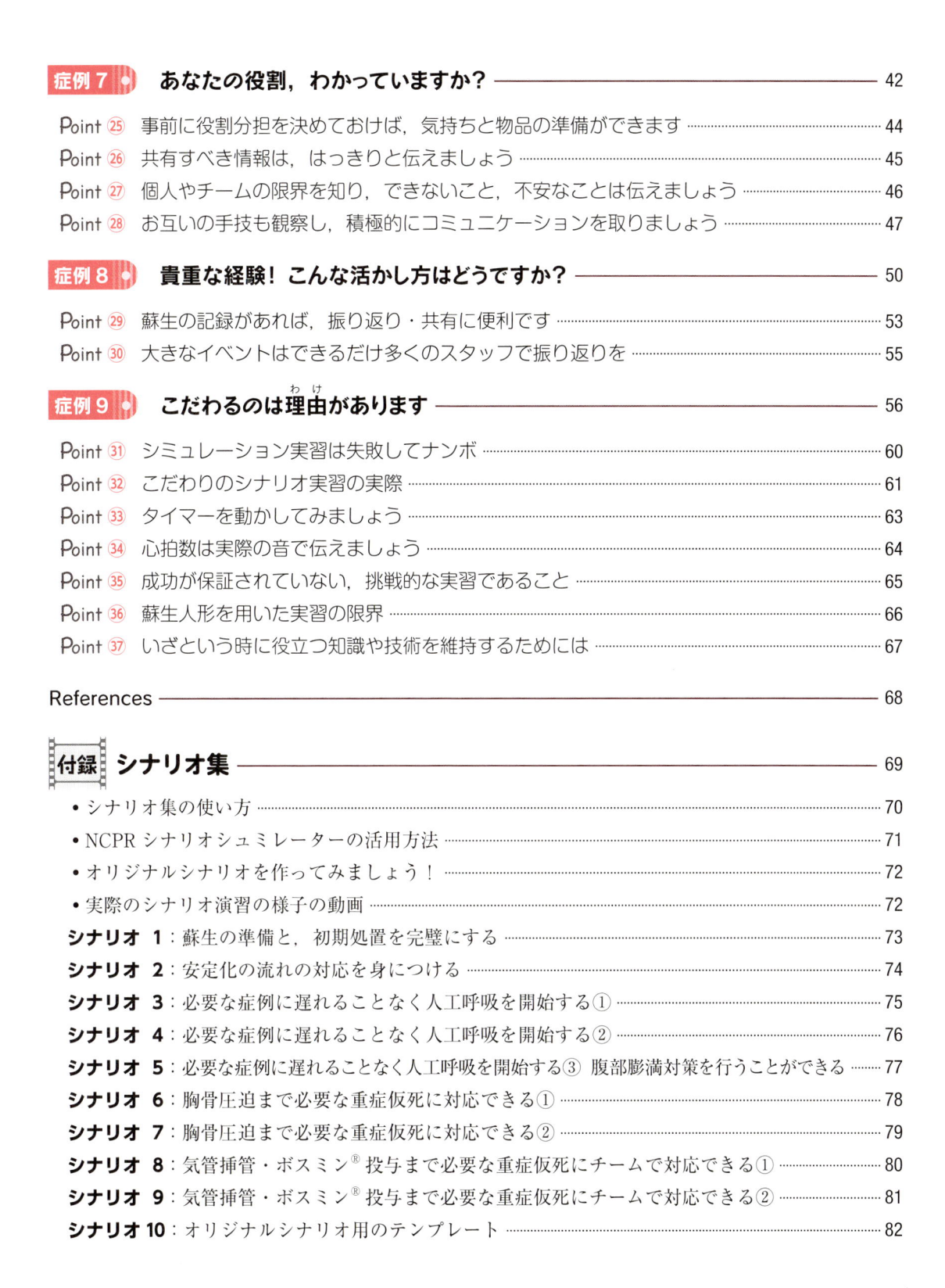

| 症例 7 | あなたの役割，わかっていますか？ | 42 |
|---|---|---|
| Point 25 | 事前に役割分担を決めておけば，気持ちと物品の準備ができます | 44 |
| Point 26 | 共有すべき情報は，はっきりと伝えましょう | 45 |
| Point 27 | 個人やチームの限界を知り，できないこと，不安なことは伝えましょう | 46 |
| Point 28 | お互いの手技も観察し，積極的にコミュニケーションを取りましょう | 47 |

| 症例 8 | 貴重な経験！こんな活かし方はどうですか？ | 50 |
|---|---|---|
| Point 29 | 蘇生の記録があれば，振り返り・共有に便利です | 53 |
| Point 30 | 大きなイベントはできるだけ多くのスタッフで振り返りを | 55 |

| 症例 9 | こだわるのは理由(わけ)があります | 56 |
|---|---|---|
| Point 31 | シミュレーション実習は失敗してナンボ | 60 |
| Point 32 | こだわりのシナリオ実習の実際 | 61 |
| Point 33 | タイマーを動かしてみましょう | 63 |
| Point 34 | 心拍数は実際の音で伝えましょう | 64 |
| Point 35 | 成功が保証されていない，挑戦的な実習であること | 65 |
| Point 36 | 蘇生人形を用いた実習の限界 | 66 |
| Point 37 | いざという時に役立つ知識や技術を維持するためには | 67 |

**References** ─ 68

## 付録 シナリオ集 ─ 69

- シナリオ集の使い方 ─ 70
- NCPR シナリオシュミレーターの活用方法 ─ 71
- オリジナルシナリオを作ってみましょう！ ─ 72
- 実際のシナリオ演習の様子の動画 ─ 72

**シナリオ 1**：蘇生の準備と，初期処置を完璧にする ─ 73
**シナリオ 2**：安定化の流れの対応を身につける ─ 74
**シナリオ 3**：必要な症例に遅れることなく人工呼吸を開始する① ─ 75
**シナリオ 4**：必要な症例に遅れることなく人工呼吸を開始する② ─ 76
**シナリオ 5**：必要な症例に遅れることなく人工呼吸を開始する③ 腹部膨満対策を行うことができる ─ 77
**シナリオ 6**：胸骨圧迫まで必要な重症仮死に対応できる① ─ 78
**シナリオ 7**：胸骨圧迫まで必要な重症仮死に対応できる② ─ 79
**シナリオ 8**：気管挿管・ボスミン®投与まで必要な重症仮死にチームで対応できる① ─ 80
**シナリオ 9**：気管挿管・ボスミン®投与まで必要な重症仮死にチームで対応できる② ─ 81
**シナリオ 10**：オリジナルシナリオ用のテンプレート ─ 82

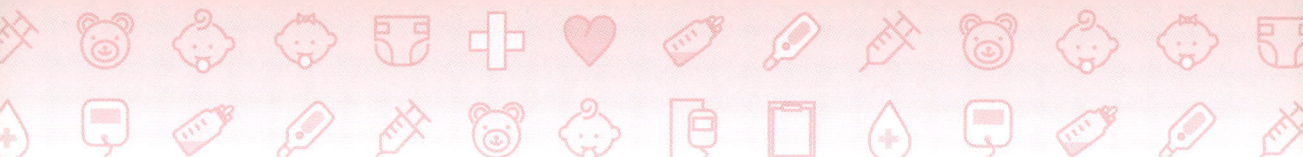

## COLUMN

1. 出生後の人工呼吸における「胸の上がり」はわかりにくい ……… 6
2. 出生後，ルーチンケアに…それで終わり？ ……… 8
3. 中心性チアノーゼの肉眼的な評価は当てにならない ……… 9
4. 自己膨張式バッグを使用した場合の酸素濃度について ……… 13
5. どんなときに 2 本指法を使う？ ……… 14
6. 胸骨圧迫開始後の心拍数チェック ……… 14
7. ラリンゲアルマスクエアウェイ (LMA) ……… 19
8. 気管挿管後の人工呼吸と胸骨圧迫は，同期？ 非同期？ ……… 21
9. 羊水混濁を認めた場合の対応について ……… 28
10. 早くパルスオキシメータを表示させるには？ ……… 29
11. 両手を用いた CPAP・人工呼吸 ……… 32
12. 蘇生が終わったら，パルスオキシメータは足に巻きましょう ……… 33
13. 早産児の人工呼吸中のモニタリング ……… 37
14. 新生児蘇生における心電図の使用 ……… 45
15. 蘇生のチーム力を評価する ……… 49
16. 蘇生の様子を記録してみると… ……… 53
17. 新生児蘇生のシミュレーション教育にエビデンスはない？ ……… 59
18. リアリティのある実習 (high-fidelity simulation) ……… 62
19. ものすごく能動的かつ濃密な 60 秒間 ……… 63
20. 緊張した場面での心拍数評価 ……… 64
21. 嫉妬した論文 ……… 66
22. NCPR の S コースをご存知ですか？ ……… 67

# 登場人物紹介

　出生は，人の一生で最も死の危険にさらされる瞬間といわれています．高度な蘇生を必要とする赤ちゃんは，明日，あなたの施設で生まれてくるかもしれません．本書では，常勤の小児科医がいない産科開業医（N 産婦人科）と NICU がありハイリスク分娩を多数扱っている総合病院（K 病院）を舞台に，登場人物たちが赤ちゃんの未来を守ります．

## N 産婦人科

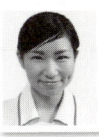
**新人看護師（Ns）**
看護学校卒業後，2 年間の病院小児科勤務を経て，赤ちゃんに毎日癒されたくて現在は N 産婦人科で働いている．テキパキと何でもこなせる Ns 先輩のことを尊敬している．Ns 先輩の勧めで，先月 NCPR の A コースを受講して合格証が届いたばかり．

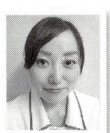
**先輩看護師（Ns）**
N 産婦人科に勤務して 8 年．その前は大学病院の NICU で 5 年間働いていた．新生児蘇生に関する知識や経験も豊富で，NCPR のインストラクター資格ももっている．仕事ぶりは冷静沈着で，スタッフからの信頼も厚い．夫は K 病院の小児科医（Pe）である．

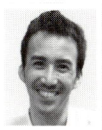
**産婦人科医（Ob）**
N 産婦人科の院長．開業して 8 年目．地域の評判はよく，お産の予約はなかなか取れないほどの人気ぶり．新生児蘇生に力を入れており，総合病院なみの設備を整えている．また職員には NCPR を積極的に受講するように勧めており，自らもインストラクターの資格をもつ．

## K 病院

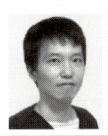
**小児科研修医（Pe）**
K 病院に勤務する，卒業後 3 年目の小児科後期研修医．新生児医療に興味をもち，将来のサブスペシャリティ候補と考えている．趣味はサッカー観戦．

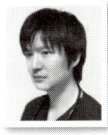
**小児科指導医（Pe）**
K 病院に勤務する，卒業後 12 年目の小児科医．周産期新生児専門医の資格をもつ．NCPR インストラクターとして定期的に講習会を開催している．仕事熱心で誠実な性格だが，意外に高い所が苦手．

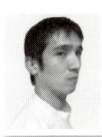
**産婦人科医（Ob）**
K 病院に勤務する産婦人科医．赤ちゃんと阪神タイガースをこよなく愛する．自分で取り上げた赤ちゃんが NICU に入院になった時には，必ず様子を見に来てくれる．

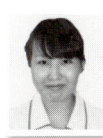
**助産師（Mw）**
K 病院産婦人科病棟に勤務する，6 年目の助産師．最近自らバッグ・マスク換気をする機会があり，新生児蘇生を学ぼうという意識が高い．趣味は食べ歩きと温泉めぐり．

それでは，物語のはじまりです！

## 症例1

# 赤ちゃんを救うのは，あなたの人工呼吸です

28歳の初産婦．妊娠30週頃から軽度高血圧を指摘されていました．妊娠39週に入り，昨日よりも胎動の減少を自覚したため，かかりつけのN産婦人科を受診しました．3日前の検診では胎児推定体重は2,300gといわれています．

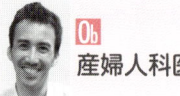 産婦人科医　 先輩看護師　 妊婦さん

**Ob**：（超音波検査をしながら険しい表情で）「…Ptさん，どうも赤ちゃんの状態があまりよくなさそうですね…．すぐに帝王切開をすることにしましょう」

**Pt**：「そんな…．赤ちゃんは大丈夫なのでしょうか？」

**Ob**：「元気に生まれるために帝王切開をするのですよ．それに安心してください．私たちはどんな状況でも最善を尽くせるように備えていますから…NCPRでね」

**Pt**：「え…NCPR…」

―――――――― **手術室にて** ――――――――

**Ob**：「母体は28歳初産．高血圧を合併．妊娠39週，推定2,300g．胎児徐脈のため緊急帝王切開になります．Nsさん，私はすぐに赤ちゃんの処置ができないかもしれない．指示に従ってくださいね」

**Ns**：「わかりました」

> 保育器は温まっている．リネンも2枚敷いて，肩枕もある．
> 蘇生バッグは…ちゃんと加圧できる．OKね．
> マスクの大きさも大丈夫．念のため小さめのマスクも準備しておきましょう．
> ブレンダーの酸素濃度は21%に設定するわ．
> 吸引は10Frのカテーテル，圧は100mmHgにセットした．
> パルスオキシメータのプローブも準備OK！

**Ob**：「羊水混濁なし！…赤ちゃん出たよ！ちょっとぐったりだ．必要ならば人工呼吸をお願いします！」

**Ns**：

> 筋緊張低下，呼吸もない…蘇生が必要ね！初期処置を開始！
> 肩枕を入れて，羊水を拭き取りましょう．…反応が乏しいので吸引と刺激が必要ね．
> まず口を…，次に鼻…．（足底や背中を刺激する）泣けるかな，どうかな…

||||||||||||||||||| ～30秒経過！ |||||||||||||||||||

**Ns：** まだ呼吸がないわ！（左胸を聴診）
…心拍数は50か60くらい，徐脈ね！

「人工呼吸を始めます！」 ➡ Point ①, ②（p.4, p.5）

（真剣な表情で人工呼吸を開始する）

**Ns：** …よし，胸は上がっている！

➡ Point ③, ④（p.6, p.7）

（赤ちゃんに「あえぎ呼吸」が出現する）

||||||||||||||||||| ～60秒経過！ |||||||||||||||||||

**Ns：** あえぎ呼吸が出たけれど，まだ不十分ね．心拍数は…80くらい．よし，もう少しだ！

（自信に満ちた表情で人工呼吸を続ける）
～赤ちゃん泣き出す！ Ns さんは安堵の表情を浮かべる．

**Ns：**「先生，自発呼吸が出て，心拍数も130です．まだ中心性チアノーゼと少し陥没呼吸もありますので，パルスオキシメータを巻いて評価しますね」 ➡ Point ⑤（p.9）

**Ob：**「わかりました．それでよいと思います．ありがとう！ Pt さん，おめでとう！」

**Pt：**（涙を流しながら）「よかった…．ありがとう…NCPR」

---

### 症例1　セルフチェック

#### 人工呼吸を成功させるために必要なもの

- ☑ 人工呼吸を行う気持ちと物品の**準備**は万全ですか？
- ☑ 人工呼吸の必要性を見極め，**勇気**を出して開始できますか？
- ☑ 人工呼吸が成功していることを**判断**できますか？
- ☑ 人工呼吸が成功していない場合，手技を**修正**できますか？

## Point 1　新生児仮死の90％は，あなたの人工呼吸だけで蘇生できる

- 成人や小児の「蘇生」というと，素早い気管挿管や絶え間ない胸骨圧迫，電気的除細動などを想像するでしょう．これに対してほとんどの新生児の「蘇生」は，バッグ・マスク換気だけで完結するのです！
- 新生児の「蘇生」が，成人や小児の「蘇生」と最も異なる点は，「直前までお母さんのお腹の中にいた」ということです．つまり子宮内では**液体で満たされていた肺が，出生後は空気で置換されなければならない**ということ．ストレスのかかった赤ちゃんはそれを自力で達成することが困難なため，私たちが人工呼吸によってサポートする…それが新生児蘇生の最も重要なポイントです．

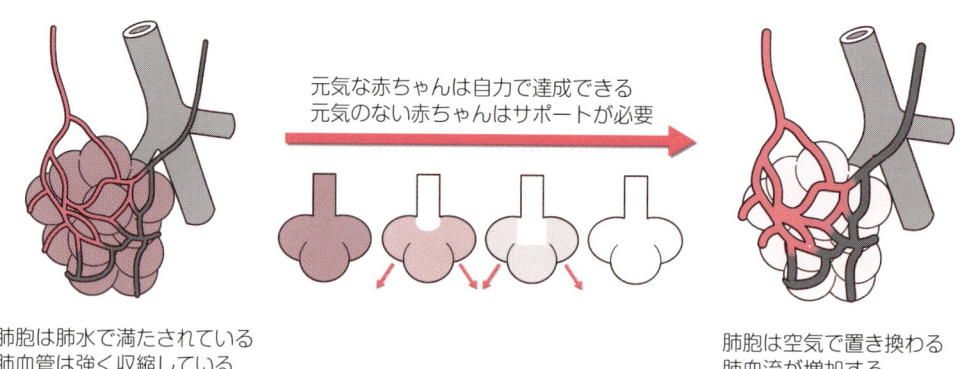

- よってNCPRアルゴリズムにおいて一番大事な部分を抜き出せば，こういうことになります．

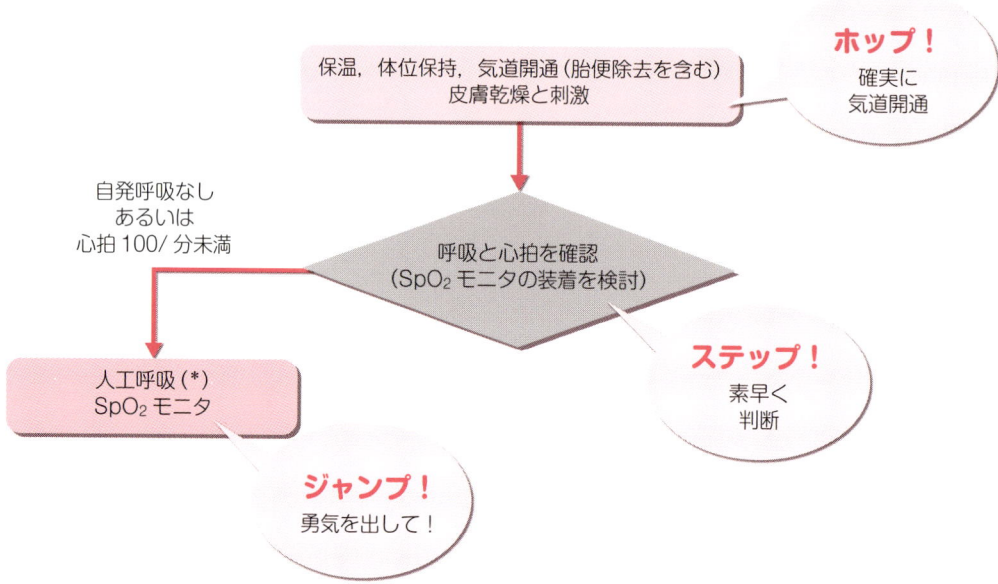

1. まずは素早く確実に気道開通させ（ホップ），
2. 生後30秒までに人工呼吸の必要性を判断して（ステップ），
3. 遅れることなく人工呼吸を開始する（勇気を出してジャーンプ！）．

　新生児のケアを担当するスタッフは，どんなにリスクの少ない分娩立ち会いでも，**常にここまでの処置を行う覚悟と，物品の準備をしておくことが重要**です．

## Point ② 目の前の赤ちゃんに,人工呼吸は必要ですか?

- 目の前のぐったりした赤ちゃんに対して人工呼吸を開始する…．経験が少ないうちは，これはとても勇気が必要なことです．「もう少し刺激を続ければ泣いてくれないかな？」と願いたくなりますが，待ってしまうことによってさらに回復が困難になる恐れがあるのです．
- 胎盤から十分な酸素が届かなくなると，赤ちゃんは多呼吸を呈した後に呼吸を止めます．この段階では徐脈にはなりますが血圧は保たれており，刺激によって回復が期待できます（1次性無呼吸）．ところがさらに酸素不足の状態が続くと，あえぎ呼吸という異常な呼吸パターンを経て，再び呼吸を止めます．この段階では徐脈だけでなく血圧も低下しており，もはや刺激だけで回復は困難な状態で，人工呼吸が必要です（2次性無呼吸）．

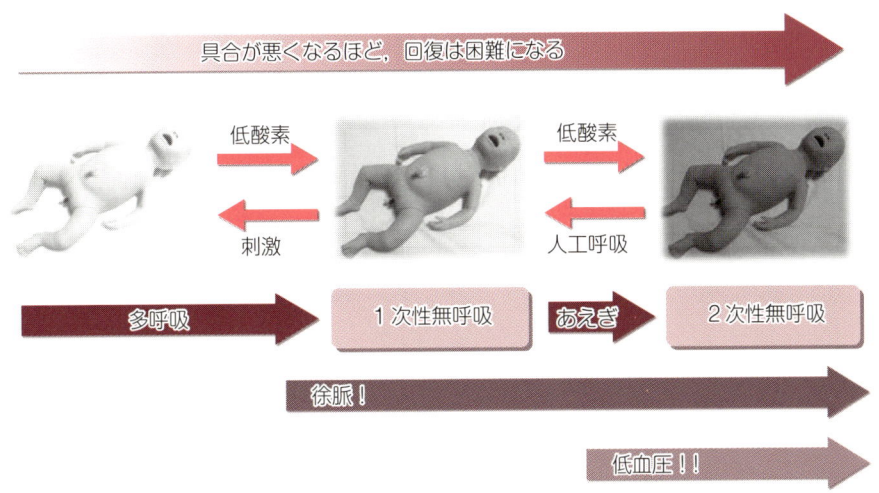

- この知識は新生児蘇生の最初の行動決定において大変役に立ちます．赤ちゃんが出生し，呼吸をしていなければ刺激をするでしょう（初期処置）．刺激後に呼吸を開始できる赤ちゃんは，出生時には1次性無呼吸の状態だったといえます．呼吸刺激に対してほとんど反応しない赤ちゃんは，出生時には2次性無呼吸の状態だった可能性が高く，そのまま刺激を続けても赤ちゃんに酸素は届かないため，もっと状態は悪くなるでしょう．刺激をしても反応が乏しく，無呼吸または徐脈が続く赤ちゃんは，あなたの人工呼吸を必要としています．そしてそのタイムリミットは30秒です．

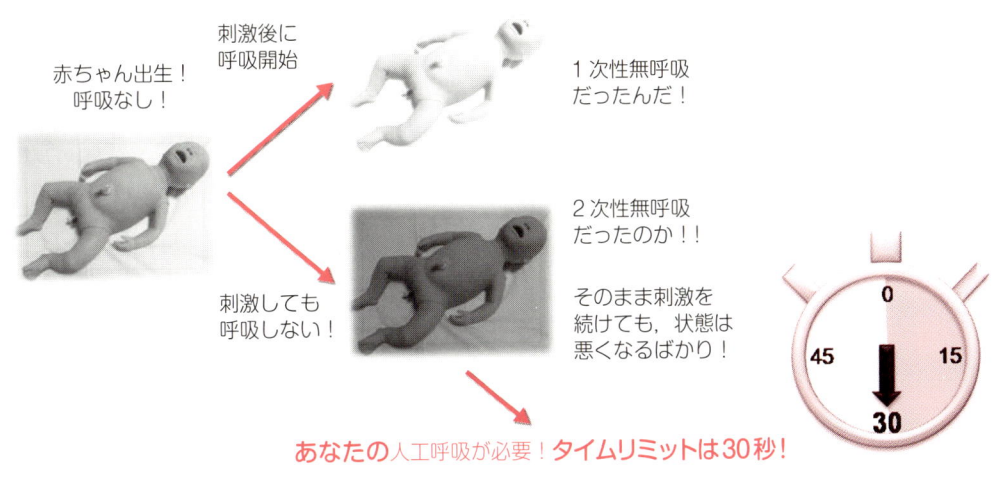

## あなたの人工呼吸は成功していますか？

- 勇気を出して人工呼吸を開始しても，誰もが「私のこの人工呼吸で，本当に赤ちゃんは助かるのだろうか？」と，不安になるでしょう．「人工呼吸は成功している！」と，自信をもつことができますか？
- 人工呼吸開始後に，赤ちゃんの状態がよくなれば文句なしです．そして赤ちゃんのバイタルサインの中で，一番早く反応するのは心拍数です．酸素飽和度上昇や自発呼吸の出現は，徐脈の改善よりも遅れて得られることが多いです．よって人工呼吸の成功はまず徐脈の改善で判断をします．人工呼吸を開始する前には必ず心拍数をチェックしましょう．
- しかし著しく心拍数が低下しているような重症の新生児仮死においては，たとえ人工呼吸が成功していても，それだけで徐脈は改善しないかもしれません．徐脈の改善が確認できない場合には，人工呼吸の成功は胸郭の上昇から判断をします．
- 「徐脈が改善しない．胸も上がっていない」・・・それは人工呼吸の手技に問題がある可能性があり，蘇生を成功させるためには何らかの改善が必要であるということです．人工呼吸が不十分なまま胸骨圧迫を開始しても，蘇生は成功しないかもしれません．

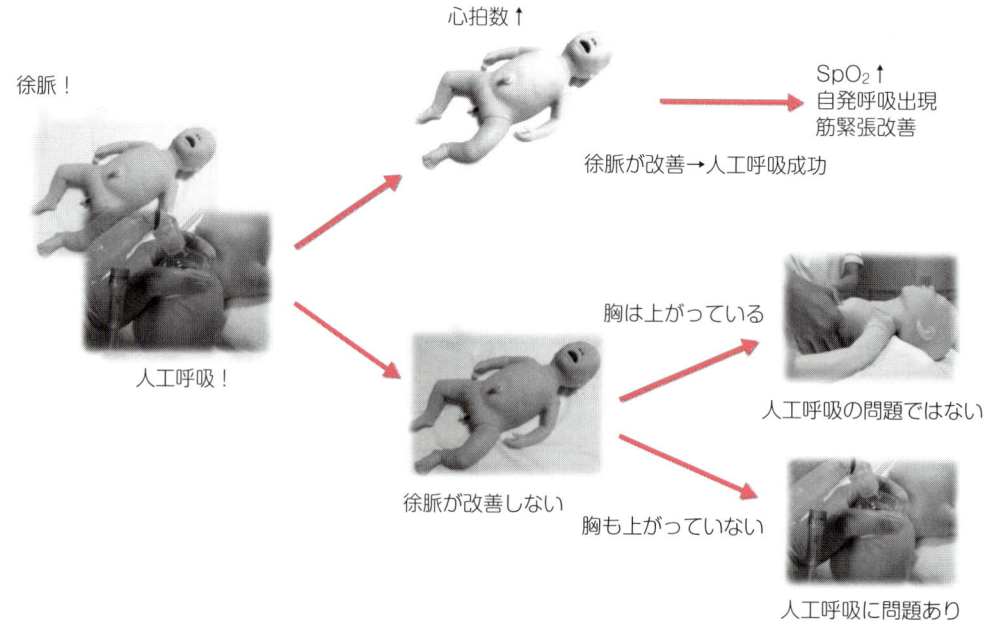

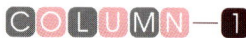

### 出生後の人工呼吸における「胸の上がり」はわかりにくい

- 出生直後，人工呼吸によって肺水が空気で置き換わる過程において，吸気時の「胸の上がり」を人の目で認識することは難しいことが多いとされています．吸気時に「胸が上がっていない」と思っても，徐脈が改善することをよく経験します．
- 胸の上がりは赤ちゃんの頭側よりも横側から評価するほうが信頼度は高いといわれています[1]．赤ちゃんの横側に立つ介助者はそれを意識して，伝えるようにするとよいでしょう．

## Point 4 徐脈が改善しない，胸郭も上昇しない時にチェックすること

「バッグ・マスク換気さえ成功すれば，ほとんどの赤ちゃんは助けられる」のですから，この手技の成功率を1%でも上げるために，できることはとことんこだわりましょう．バッグ・マスク換気がうまくいかない時にこそ，落ち着いて以下の点を確認してみてください．

### 1. 物品が正常に作動することをチェックしましょう

蘇生が始まる前にチェックしておくべきことですが，まだ済んでいなければ，「マスクを手のひらに密着させた状態で，バッグは十分に加圧できること」を確認しましょう．

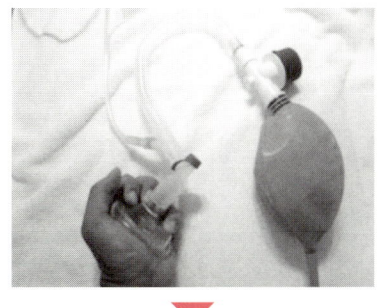

### 2. 体位を整えましょう

赤ちゃんの頸部が屈曲したり，過剰に伸展したりしていませんか？ 肩枕を入れ，「横から見ると匂いを嗅いでいるような姿勢（sniff：匂いを嗅ぐ）」になるように心がけましょう．IC クランプ法の I（中指）は上向きに力を入れて，舌根をもち上げて気道を開通させるように意識することも重要です．

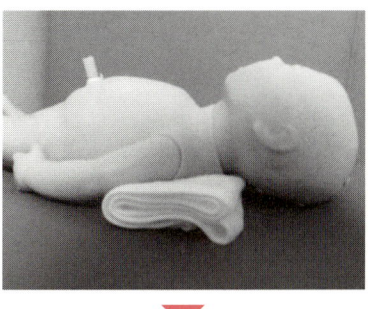

### 3. 一度，口腔内を吸引してみましょう

もしかすると分泌物が貯留しているのかもしれません．

### 4. マスクを当てる際，赤ちゃんの口を少しでも開いてみましょう

赤ちゃんの口が閉じてしまっていると，鼻からしか圧をかけることができません．赤ちゃんの口を少しでも開けた状態でマスクを当てることができれば，より有効に圧をかけることができるはずです．

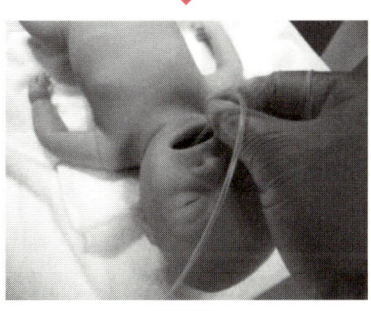

### 5. マスクは赤ちゃんの顔に密着していますか？

マスクの大きさは適切ですか（赤ちゃんの鼻と口を覆うことができて，目にかかったり，顎を超えたりしていない）？ リークが発生しやすい部位は鼻と両頬の間と，術者の親指と人差し指の間です．

流量膨張式バッグは，「マスクを手のひらに当てた時と同じバッグの膨らみがあれば」，しっかり密着していることがわかります．T ピースは「マスクを手のひらに当てた時と同じだけマノメーターの上昇がある」ことで，気密性を確認できます．自己膨張式バッグの気密性の確認は，ほかの2つのバッグとくらべて難しいとされています．

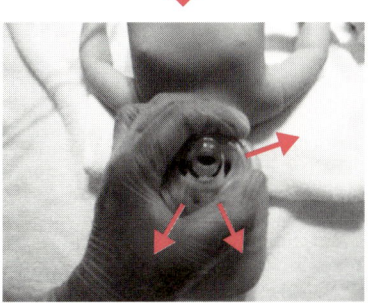

## 6. もう少し高い圧をかけて，ゆっくりと加圧してみましょう

　まだ大量の液体を含む赤ちゃんの肺は硬く，胸郭上昇が確認できていないならば，もっと高い圧が必要なのでしょう．しかしこのような加圧の仕方は通常最初の数回のみです（膨らませる：inflation）．その後は「胸郭上昇が確認できる，最小の圧」を意識して，少しずつ圧を下げ，スピードを上げてゆきます（換気する：ventilation）．このように人工呼吸の前半と後半でバッグの揉み方が変わる，というのは新生児蘇生の大きな特徴の1つだと思います．

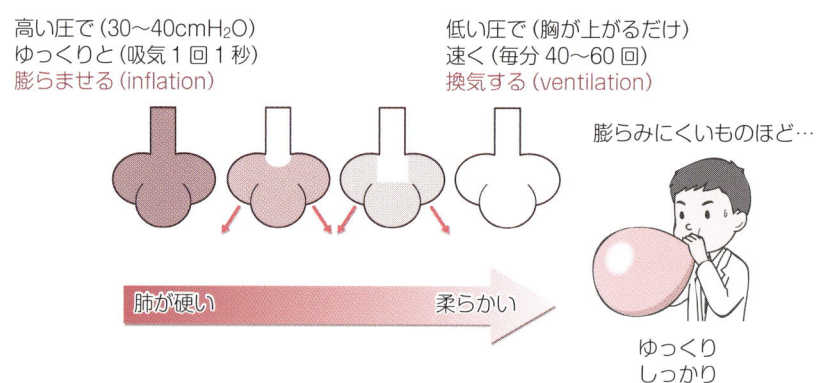

＊人工呼吸がうまくいかない場合，「体位→吸引→密着→加圧」と唱えながら，問題を解決することができるようにしておきましょう．この一連の流れは，無意識でも行動ができるように，体で覚えておくべきだと思います．

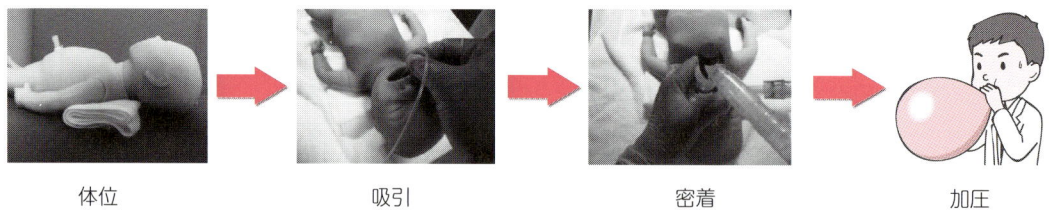

## 7. それでも改善しなければ，酸素濃度上昇，別の人に交代，もしくは気管挿管を考慮します

---

### COLUMN-2

#### 出生後，ルーチンケアに…それで終わり？

- 正期産の赤ちゃんが，出生後に十分な筋緊張と啼泣を認めた場合，母親のそばでルーチンケアを行います．でもそれで終わりではありません．「更なる評価」によって，中心性チアノーゼが消失することや努力呼吸がないことを確認します．ルーチンケアを行いながら，「呼吸がしんどそう？」，「チアノーゼがいつまでたっても消失しない？」と思った場合には，「安定化の流れ」に進んで評価・治療が必要になります．
- 蘇生によって回復し，「救命の流れ」から「安定化の流れ」に進んでも，その後状態が悪くなることがあります．いったん心拍が改善し呼吸も出現した赤ちゃんが，再び徐脈や無呼吸に陥った場合には，それが吸引などの処置による一過性の反射でなければ，人工呼吸開始を考慮しなければいけません．

## Point ❺ パルスオキシメータを装着するタイミング

- パルスオキシメータは，赤ちゃんの酸素飽和度と心拍数を客観的・連続的に表示してくれます．この 2 つのバイタルサインは，次の行動を決定する上で必要な情報です．よって人工呼吸や CPAP などの蘇生を要する場合にはできるだけ早く装着します．それではこのシナリオのように，もしも赤ちゃんの蘇生に参加できるスタッフが 1 人しかいなければどうしましょうか？
- アルゴリズムでは初期処置の後に大きな分岐点があります．アルゴリズムの左側を「救命の流れ」，右側を「安定化の流れ」と表現しましょう．出生から 30 秒が経過した段階で「自発呼吸がない」もしくは「心拍数が毎分 100 回未満」の赤ちゃんに対しては，速やかに人工呼吸を開始しなければいけません．「救命の流れ」においては，必要な処置を素早く開始することがとても重要であり，蘇生者が 1 人しかいなければ，モニターの装着よりも人工呼吸開始が優先されるでしょう．
- これに対して，自発呼吸があり，なおかつ心拍数が毎分 100 回以上である赤ちゃんは「安定化の流れ」に進み，もしも努力呼吸と中心性チアノーゼを呈している場合には呼吸のサポートを行いますが，「救命の流れ」ほどの緊急度はありません．肉眼によるチアノーゼの評価の信頼度は低く，酸素を過不足なく適切に使用するためには，早めにモニターを装着したほうがよいでしょう．

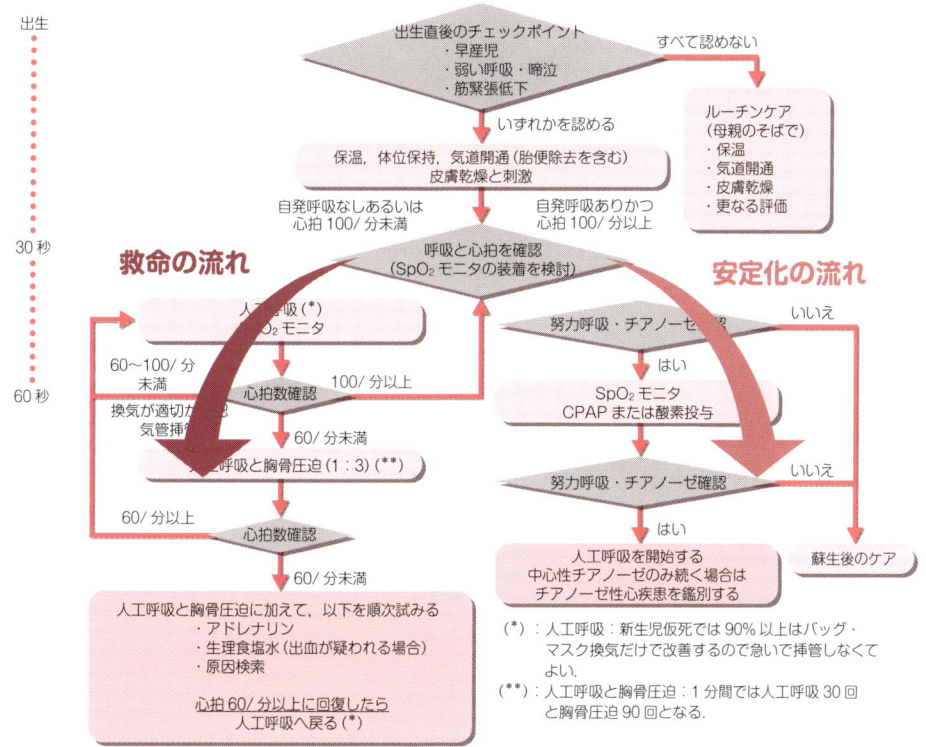

### COLUMN ❸
#### 中心性チアノーゼの肉眼的な評価は当てにならない

- 新生児病棟勤務の医師・看護師に，出生後の蘇生の様子を記録した動画を見せ，「ピンクになった（中心性チアノーゼが消失した）」と思った時間を質問・集計した研究があります[2]．観察者が「ピンクになった」と判断した時の SpO₂ 実測値の平均は 69％ で，わずか 50％ 未満でそう判断した人もいれば，100％ になってからようやく判断した人もいました．

## 症例2

# 回せ，回せ．酸素を，血液を

　34歳の初産婦．妊娠経過中は特に異常を指摘されませんでした．妊娠37週に入り，性器出血と下腹部痛があったため，夜間にN産婦人科を受診しました．1週間前の検診では胎児推定体重は2,800gといわれています．

 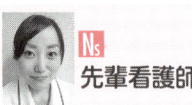  

**Ob**：（超音波検査をしながらかなり険しい表情で）「…**Pt**さん，胎盤早期剝離が疑われます．このままではお母さんも赤ちゃんも危ない．すぐに帝王切開をしましょう！」

**Pt**：「そんなに大変なのですか！NICUのあるK病院に転院はできませんか？」

**Ob**：「**Pt**さん，K病院に搬送している余裕はありません．今ここで赤ちゃんを出さなければ命に関わるかもしれない．でも安心してください．私たちはどんな状況でも赤ちゃんに適切な処置を行えるように備えていますから…NCPRでね」

**Pt**：「え…NCPR…」

――――――――― 手術室にて ―――――――――

**Ob**：「母体は34歳初産．常位胎盤早期剝離のため全身麻酔下で緊急帝王切開を開始します！**Ns**さん，**Ns**さん，私が赤ちゃんの蘇生に参加できるまで，指示に従ってください」

**Ns**：「わかりました．蘇生の準備はできています！**Ns**さん，落ち着いて．私の指示に従ってね」

**Ns**：「わ…わかりました」

**Ob**：「羊水混濁なし！　赤ちゃん生まれました！　筋緊張低下！　必要なら人工呼吸を開始して！」

**Ns**：「**Ns**さんは羊水をふき取って，呼吸を刺激してみて．私は肩枕を入れて吸引をします！」

**Ns**：「は…はい」（足底や背中を刺激する）

――――――――― 〜30秒経過！ ―――――――――

**Ns**：「まだ呼吸が出ないわ！**Ns**さん，心拍数を確認して！」

**Ns**：「えっと……，6秒間に3回だから…30，えっ！? 30回しかありません！」

**Ns**：「人工呼吸を開始します！**Ns**さんはパルスオキシメータを右手に巻いて！」

（真剣な表情で人工呼吸を開始する）

**Ns**：「胸は上がっているように見えるけど，どう？」

**Ns**：「はい．しっかり上がっていると思います」

|||||||||||||||||||||　～60秒経過！　||||||||||||||||||||||||||||||

Ns：「まだ呼吸が出ない．パルスオキシメータも表示されない．Nsさん，もう1回心拍数を確認して！」

Ns：「…やっぱり30だと思います」

Ns：「このあいだAコースで勉強した**胸骨圧迫をお願いね．**Ob先生．胸骨圧迫を開始して，酸素濃度を100％にします！」

Ob：「わかりました！私はまだ離れられないので，よろしくお願いします！」

→ Point ⑥，⑦（p.12, p.13）

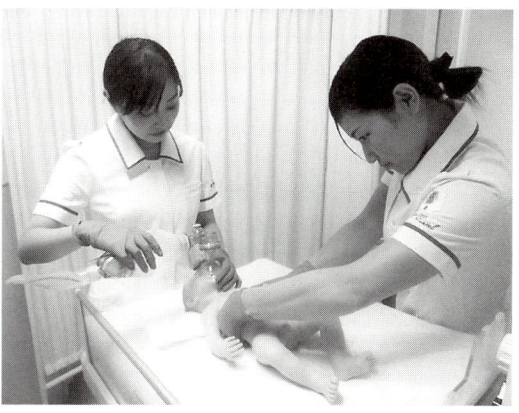

Ns：「は…はい．胸骨圧迫，始めます．1・2・3…，バッグ．1・2・3…，バッグ」

→ Point ⑧，⑨（p.14, p.15）

|||||||||||||||||||||　～90秒経過！　||||||||||||||||||||||||||||||

Ns：「まだ呼吸が出ない．パルスオキシメータも表示されない．Nsさん，もう1回心拍数を確認して！」

Ns：「…さっきよりは…上がっていると思います．50くらいです」

Ns：「いいわ．落ち着いて，このまま続けましょう」

Ns：「1・2・3…，バッグ」

|||||||||||||||||||||　～120秒経過！　||||||||||||||||||||||||||||||

Ns：「よし，あえぎ呼吸が出てきたようね．パルスオキシメータはまだ表示されないわ．心拍数どう？」

Ns：「またさっきより上がっていると思います．…80です」

Ns：「胸骨圧迫は中止して．人工呼吸をこのまま続けましょう．あと一息よ！」

（弱々しい声で赤ちゃん泣き出す！パルスオキシメータは心拍数120，$SpO_2$ 98と表示している）

Ns：「よ，よかった…！」

Ns：「まだ安心してはダメよ．努力呼吸は続いているので，酸素濃度を下げて，CPAPを続けましょう．先生，NICUのあるK病院に連絡をしますね」

Ob：「2人ともよくやってくれた！ありがとう！」

---

### 症例2　セルフチェック

#### 人工呼吸だけで蘇生できない重症仮死

☑ 胸骨圧迫を開始・中止する**条件**を理解していますか？

☑ 忘れずに**高濃度酸素**に切り替えることができますか？

☑ 両母指圧迫法の**正しい手技**を習得していますか？

☑ 胸骨圧迫を開始した後も，**冷静**に評価・行動できますか？

## Point 6　人工呼吸だけで蘇生できない？胸骨圧迫が必要な状況を理解しましょう

- 「人工呼吸で胸はしっかり上がっているのに，どうして赤ちゃんの状態が改善しないの！？」
- 出生前の低酸素のストレスが大きければ，心臓自身の動きが非常に弱くなってしまっています．心臓がほとんど動いていなければ，たとえ人工呼吸で肺まで酸素が届いていても，心臓から肺に血液が流れていないので，血液中に取り込むことができません．また心臓がほとんど動いていなければ，冠状動脈にも血液が流れないので，心臓自身に酸素を届けることができません．胸骨圧迫によって肺や心筋に滞りなく血液（酸素）を届けることで，心機能の回復が期待できるのです．

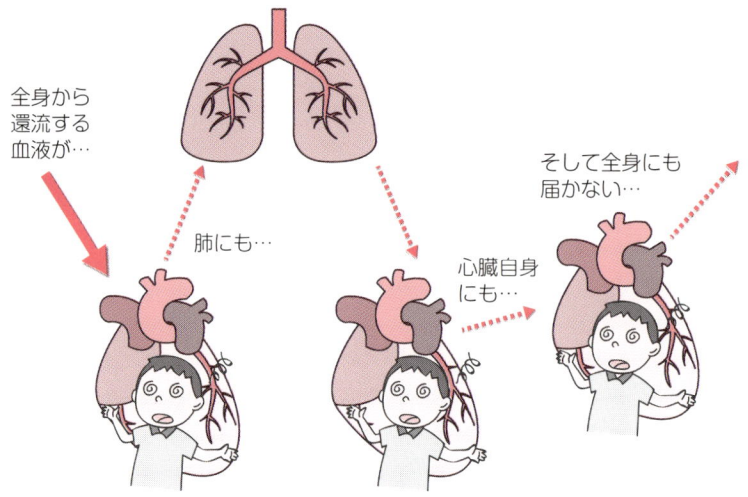

心臓が動いていなければ…酸素や血液を循環させることができません．

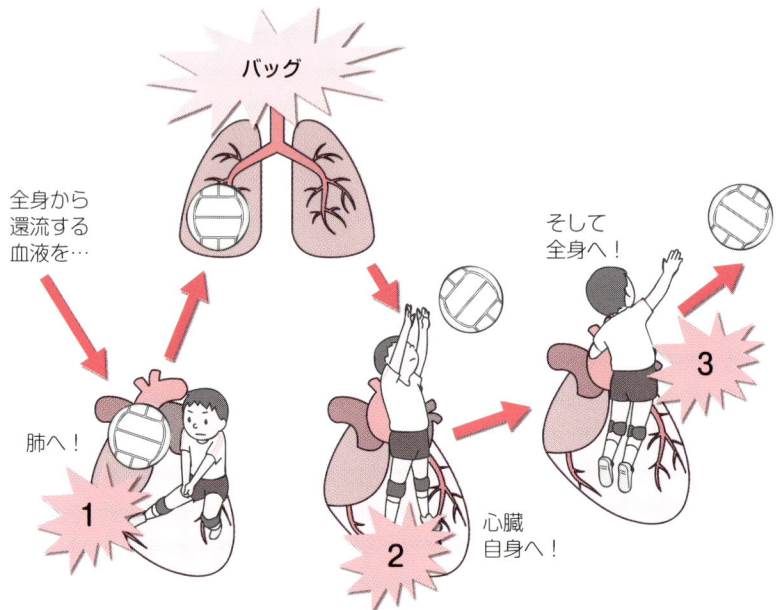

胸骨圧迫によって肺へ，そして心臓自身や全身へ血液を循環させるのです．

## Point 7 酸素を使うことを忘れずに

- NCPRでは，正期産もしくはそれに近い週数の赤ちゃんに対して，人工呼吸は空気を用いて開始することを勧めています．これは「過剰な酸素投与」が，赤ちゃんの予後を悪くする可能性があるからです．しかし「著しい酸素不足」も，赤ちゃんの予後を悪くすることは間違いありません．胸骨圧迫を必要とするということは，心臓から肺にほとんど血液が流れておらず，「著しい酸素不足」の状態が予想されます．またこの状況でパルスオキシメータが正確な酸素飽和度を示すことは期待できないでしょう．
- 以上の理由により，胸骨圧迫を開始する状況では，高濃度酸素に切り替えます．自己膨張式バッグでは，リザーバーを装着して，毎分5L以上の酸素を流します．流量膨張式バッグやTピースでは，ブレンダーの濃度を100％にします．

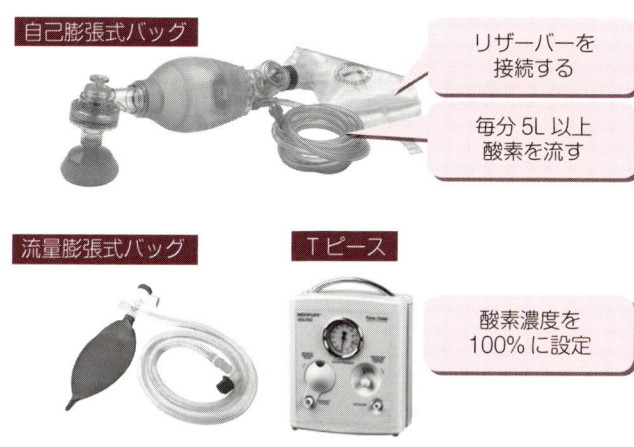

### COLUMN-4
#### 自己膨張式バッグを使用した場合の酸素濃度について

- 自己膨張式バッグを使用した場合，①酸素流量，②最大吸気圧，③換気回数，そして④リザーバー使用の有無，などが酸素濃度に影響することが知られています．使用するバッグの種類にもよりますが，リザーバーを接続しなくても，毎分1L程度の流量で50％以上の濃度になることもあります．
- リザーバーを接続して，毎分5L以上の酸素を流すことで，100％近い酸素濃度になることが予想されます．胸骨圧迫を必要とするような状況では，このような使い方になるでしょう．一方で酸素濃度を下げる場合には，リザーバーを外し，$SpO_2$値をみながら少しずつ酸素流量を下げてゆくことで調節できます．

## Point 8 両母指圧迫法を，正しい手技で

- 血液を循環させる胸骨圧迫を，自信をもって正しい手技で実施できますか？ この手技は蘇生人形を用いて，実際の赤ちゃんと同じように練習をすることができます．
- 胸骨圧迫には両母指圧迫法と2本指法がありますが，両母指圧迫法のほうが安定しています．胸骨圧迫は「心室内の血液を，全身に送り出す」ことが目的ですから，圧迫の深さが浅すぎると効果はありません．また胸骨を元の位置まで戻して，「全身から血液を，再び心室内に満たす」ことも重要です．

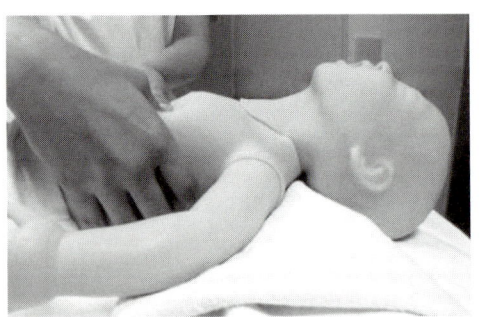

> **両母指圧迫法の"正しい手技"**
> 1. 正しい圧迫部位：胸骨下3分の1
>    （乳頭の間よりも少し下）
> 2. 正しい深さ：胸郭前後径の3分の1
>    （解除時は元の位置まで戻す）
> 3. 正しい速さ：胸骨圧迫3回に対して人工呼吸1回を，2秒1サイクル
> ＊お互いが同時にならないように，声を出して協調的に行う．

- 胸骨圧迫は，挿管時も非挿管時も，人工呼吸と同期させて協調的に行います．胸骨圧迫を担当する人が「1・2・3」と声を出すようにしましょう．そして「バッグ」と人工呼吸が入る際に，胸郭が上昇していることを意識してください．そうすることで胸骨圧迫を開始した後も，人工呼吸が有効に行われていることを確認することができます．

### COLUMN-5

#### どんなときに2本指法を使う？

- 胸骨圧迫は「しっかり速く，しっかり深く」安定して続けることが重要です．両母指圧迫法は2本指法よりも安定感があり，疲労も少ないです．それにもかかわらず2本指法を使用するのは以下の場合です．
  - 両母指圧迫法では背中に指が届かない場合
  - 1人で人工呼吸と胸骨圧迫の両方を行う場合
  - 臍帯静脈路を確保する場合
- 臍帯静脈路を確保する際に，両母指圧迫法を行うスタッフの両手は邪魔になります．赤ちゃんの右側に立ったスタッフが2本指法で胸骨圧迫を行えば，左側から臍帯静脈路を確保すると邪魔になりません．また赤ちゃんの頭側から両母指圧迫法で胸骨圧迫を行えば，足側から臍帯静脈路を確保することができます．

### COLUMN-6

#### 胸骨圧迫開始後の心拍数チェック

- NCPRでは胸骨圧迫開始後，30秒ごとに心拍数をチェックすることを推奨しています．一方，冠状動脈に安定した血流を送るためには，胸骨圧迫の中断はできるだけ少なくしたいと考えると，心拍数チェックのたびに6秒間聴診をして胸骨圧迫を中止するというのは非常に効率が悪いようにも思います．個人的な意見ですが，毎分60回以上あるかないかの確認のために費やす時間は1～2秒間でも十分かもしれません．
- アメリカのガイドラインでは，「胸骨圧迫が必要な状況であれば，わずか30秒で回復する可能性は低く，胸骨圧迫の中断をできるだけ少なくするために，次の心拍数チェックは45～60秒後に行う」と推奨されています（Textbook of Neonatal Resuscitation, 6th edition, 2011）．

## Point 9 胸骨圧迫開始後も，冷静に「評価」，「行動」できますか？

有効な人工呼吸だけでは回復しない，胸骨圧迫を必要とするような重症仮死です．張り詰めた空気の中で，誰もがプレッシャーを感じて，頭の中は真っ白になるかもしれません．それでもやるべきことは決まっています．冷静に，赤ちゃんの状態を「評価」して「行動」しましょう．

### 1. もしも気管挿管できるスタッフがいれば，準備ができ次第行います
- 胸骨圧迫を必要とするような状態であれば，気管挿管をすることで以下のようなメリットがあります．
  ① 確実に気道を確保でき，有効な人工呼吸を続けることができる．
  ② バッグ・マスク換気を続けることによる腹部膨満を避けることができる．
  ③ 気管内にボスミン®を投与することができる．
- もしも気管挿管できるスタッフがいなければ，到着するまでバッグ・マスク換気と胸骨圧迫を続けることになります．スタッフの人数に余裕があれば，気管挿管やボスミン®の準備をしておきましょう．

### 2. もしも（臍帯）静脈路を確保できるスタッフがいれば，考慮します〔Point⑬を参照（p.24）〕

### 3. 30秒ごとに心拍数を確認します
- もしも毎分60回以上の心拍数を確認できれば，胸骨圧迫を中止し，人工呼吸だけを続けることができます．心拍数が毎分60回未満，もしくは聴診でも触診でもはっきりと確認できない場合には，蘇生の有効性を確認しながら，次の30秒間は人工呼吸と胸骨圧迫を継続します．

### 4. ここまでの蘇生が，有効に行われていることを確認しましょう
- 有効な人工呼吸や胸骨圧迫を行っている「つもり」でも，実際には重大な問題がある可能性もあります．蘇生に関わっているスタッフ全員が，お互いの役割が適切にはたせているかどうか確認をしてみましょう．
- **人工呼吸**は有効に行われていますか？
  → 加圧した時に胸の上がりは確認できていますか？ もしもこれが確認できなければ，人工呼吸の手技を見直してください〔Point④を参照（p.7）〕．
- 高濃度**酸素**を使用していますか？
  → 人工呼吸を空気（21％酸素）で開始し，胸骨圧迫が開始されてからもそのままの濃度になっていませんか？ 自己膨張式バッグならば，酸素流量が不十分であったり（毎分5L以下），リザーバーを接続していなかったりしませんか？
- **胸骨圧迫**の手技は適切ですか？
  → Point⑧を今一度チェックしましょう．
- もしも**気管挿管**されていれば，チューブ先端は適切な位置にありますか？
  → まずは食道挿管になっていないことを確認しましょう．チューブが気管内にあっても，片肺挿管になっていれば十分な換気はできません．口角固定位置が6＋体重（cm）になっていること，聴診で左右差なく肺胞音が聞こえることを確認しましょう．症例3のPoint⑫もチェックしてみてください（p.22）．
- もしも**薬剤投与**が実施されていれば，その投与量は適切ですか？
  → 気管内に投与するボスミンが少なすぎはしませんか？ 症例3のPoint⑬をチェックしてください（p.24）．

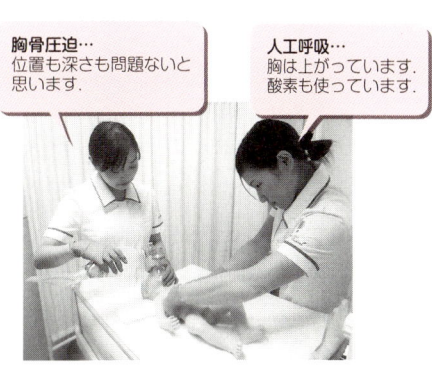

赤ちゃんの状態がなかなか改善しない…ここまでの処置はちゃんと有効に行われていますか？

## 症例3

# だから，挿管しよう

31歳の2回経産婦．骨盤位であり，妊娠38週に選択的帝王切開の予定でした．妊娠36週に入り，破水感があったため，かかりつけのK病院を受診しました．3日前の検診では胎児推定体重は2,600gといわれています．

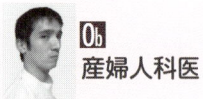  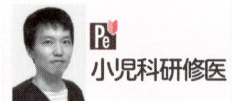 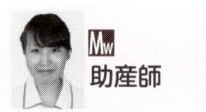
産婦人科医　小児科指導医　小児科研修医　助産師

Mw：「Ob先生，胎児心音が50まで低下しています！！」
Ob：（内診をして）「まずい，臍帯脱出だ！ 帝王切開，グレードA！ 小児科にもすぐに連絡して！」
Pe：（電話連絡を受けて）「…はい，わかりました．すぐに準備をします．Pe先生，臍帯脱出の緊急帝王切開だ．かなり重症な可能性がある．すぐに立ち会いの準備をしよう」
Pe：「わ…わかりました！」

|||||||||| 手術室にて ||||||||||

Pe：「全身麻酔だからすぐに赤ちゃん出るよ．蘇生バッグは動作確認よし．推定2,600gだから挿管は3.5mmのチューブと，念のため3.0mmも準備しておこう．喉頭鏡OK．吸引も酸素もOKだ」
Pe：「えっと，保育器は温まっています．臍帯静脈ルートの準備はあります．それから…ボスミン®も生理食塩水で10倍に希釈しています．あっ，もう生まれますね！」
Mw：「赤ちゃん生まれました！！ 羊水混濁はありません！」
Pe：「筋緊張はまったくないな．自発呼吸もない」（肩枕を入れて，口・鼻を吸引する）
Pe：「刺激します！」（羊水を拭き取り，足底と背中を刺激する）

|||||||||| ～30秒経過！ ||||||||||

Pe：（左胸を聴診）「…Pe先生，心拍まったく聞こえません！」
Pe：「人工呼吸を開始するよ．パルスオキシメータを巻いて」
Pe：「…Pe先生，胸はしっかり上がっていると思います！」

|||||||||| ～60秒経過！ ||||||||||

Pe：「…Pe先生，やっぱり心拍聞こえません！ パルスオキシメータもまだ表示していません！」
Pe：「よし，**挿管しよう**．Pe先生は介助をお願いします．Mwさんはブレンダーの酸素濃度を100％にしてください」 ➡ Point ⑩, ⑪ (p.18, p.20)
Pe：「チューブ声帯通過，視認できました．口角8.5cmで固定．Pe先生，5点聴診をお願いします」
Pe：（5点聴診）「…はい，…はい，…はい．呼吸音は左右差なく聞こえます」 ➡ Point ⑫ (p.22)

////////////// ～90 秒経過！ //////////////

**Pe**:「**Pe**先生，胸骨圧迫を開始してください．**Mw**さんは，次に心拍が 60 未満ならば，気管内に 10 倍希釈ボスミン® を 2 mL 注入してください」

**Pe**:「胸骨圧迫，開始します．1・2・3…，バッグ」

////////////// ～120 秒経過！ //////////////

**Pe**:「心拍数を確認しよう」

**Pe**:「…**Pe**先生，心拍聞こえません！」

**Pe**:「**Mw**さん，気管内に 10 倍希釈ボスミン® を 2 mL 注入してください」 ➡ **Point** ⑬ (p.24)

**Mw**:「気管内に 10 倍希釈ボスミン® を 2 mL…注入しました」

**Pe**:（胸骨圧迫を再開）「1・2・3…，バッグ」

////////////// ～150 秒経過！ //////////////

**Pe**:「心拍数どうですか？」

**Pe**:「…ちょっと自信はありませんが，30 回くらいあるような気がします」

**Pe**:「このまま続けましょう．**Mw**さん，念のため臍帯静脈ルートセットを出しておいてください」 ➡ **Point** ⑬ (p.24)

////////////// ～180 秒経過！ //////////////

**Pe**:「まだ呼吸が出ない…けれど，パルスオキシメータが表示されたね．心拍数 75，$SpO_2$ 83．聴診でも心拍数を確認してみてください」

**Pe**:（左胸を聴診）「…はい．確かに 80 回くらいあります」

**Pe**:「では胸骨圧迫は中止しましょう．人工呼吸のみ継続します」

////////////// ～210 秒経過！ //////////////

**Pe**:「心拍数は 140 まで上がったね．$SpO_2$ は 97 なので，酸素濃度を下げましょう．自発呼吸はまだ出ませんが NICU に搬送します．**Mw**さん，脳低体温療法が必要そうだと伝えてください」 ➡ **Point** ⑭ (p.25)

**Pe**:「酸素濃度を 80％に下げます．NICU に連絡します（…**Pe**先生，やっぱりすごい）」

**Mw**:「もしもし NICU ですか？ もう少しで赤ちゃん入院します．挿管をしていて，脳低体温療法が必要そうなので準備をお願いします」

---

### 症例3　セルフチェック

#### 気管挿管・ボスミン® 投与

- ☑ 蘇生において気管挿管が必要になる**条件**を理解していますか？
- ☑ 気管挿管の**介助**ができますか？
- ☑ **ボスミン® の投与方法（気管内・静脈内）**を理解していますか？
- ☑ 脳低体温療法を含めた，**蘇生後の管理**を理解していますか？

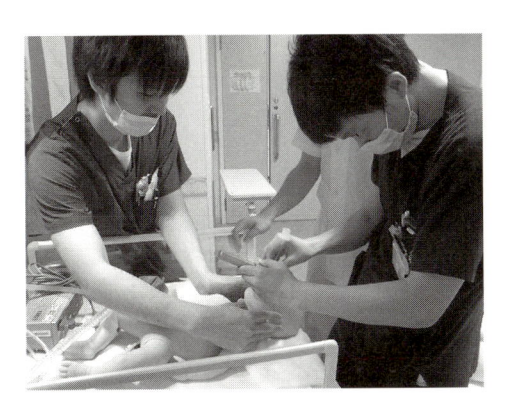

## 蘇生中に気管挿管を考慮するべき状況について

　「新生児蘇生イコール気管挿管」というイメージがあるかもしれません．しかし気管挿管は合併症のリスクもある医療行為ですから，その目的は明確でなければいけません．症例1 (p.2) のように，初期処置後に徐脈と無呼吸が続いていても，ほとんどの場合はバッグ・マスク換気だけで蘇生可能です．無理やり気管挿管を試みて，有効に肺を換気できないまま何分も経過してしまう…という事態だけは避けなければいけません．蘇生中に気管挿管を考慮する状況には，次のような場合があります．

### 1．羊水混濁があり，赤ちゃんがぐったりしている場合
**挿管の目的 ➡ 胎便の除去による気道開通**

- これは蘇生の初期処置の段階で考慮するものです．気道内の胎便を，自分の力で喀出できないほど赤ちゃんがぐったりしている場合に，気管内を直接吸引するというものです．2010年のガイドライン改訂までは，この処置がルーチンで勧められていました．しかし気管吸引自体が簡単な手技ではありませんし，これに拘りすぎると「肺を換気する」という最も重要なステップが遅れてしまって，赤ちゃんの予後を悪くしてしまうリスクがあります．
- 現在では「気管挿管（吸引）に習熟したスタッフがいて，その準備ができている場合には，考慮してもよい」という推奨になっています〔症例4のPoint 15 を参照 (p.28)〕．

**挿管できるスタッフがいなければ？　どうしても挿管できなければ？**
➡ 通常の口鼻吸引を行います．挿管が難しい場合，深追いは禁物です．

### 2．バッグ・マスク換気がどうしても成功しない場合
**挿管の目的 ➡ 確実な人工呼吸（おそらく気道開通効果による）**

- 症例1のPoint 4 を参照してください (p.7)．バッグ・マスク換気が成功しない（徐脈が改善しない・胸郭も上昇しない）理由は，「マスクの密着不足」，「体位や分泌物による気道閉塞」，「肺の状態が悪い（もっと加圧が必要）」ことがあげられますが，気管挿管によって気道開通が確実になります．超低出生体重児（細い気道），先天性気道病変，大量の分泌物，などの理由によって気道確保が困難な場合には，気管挿管が効果的でしょう．

**挿管できるスタッフがいなければ？　どうしても挿管できなければ？**
➡ 「2人で実施するバッグ・マスク換気」やラリンゲアルマスクの使用が有効かもしれません．
〔COLUMN—7・11を参照 (p.19, p.32)〕．

### 3．数分以上人工呼吸が必要な場合
**挿管の目的 ➡ 腹部膨満の防止**

- 母体に投与された全身麻酔薬や抗痙攣薬が赤ちゃんに移行した場合，もしくは赤ちゃんに神経筋疾患がある場合，出生後しばらく十分な自発呼吸が出現しないことがあります．ほとんどの場合，バッグ・マスク換気だけでバイタルサインは改善します．しかしいつまで待っても十分な自発呼吸が出現しない場合には，バッグ・マスク換気を続けることによる腹部膨満を防ぐために気管挿管を考慮する場合があります．

**挿管できるスタッフがいなければ？　どうしても挿管できなければ？**
➡ 胃管を経口的に挿入して，吸引・開放しておきます．

### 4．胸骨圧迫が必要な場合
**挿管の目的 ➡ 確実な人工呼吸・腹部膨満の防止・ボスミン® 投与経路**

　胸骨圧迫を必要とするような状態であれば，気管挿管をすることで以下のようなメリットがあります．
① 確実に気道を確保でき，有効な人工呼吸を続けることができる
② バッグ・マスク換気を続けることによる腹部膨満を避けることができる

③ 気管内にボスミン®を投与することができる

**挿管できるスタッフがいなければ？ どうしても挿管できなければ？**

➡ 有効なバッグ・マスク換気と胸骨圧迫を続けましょう．腹部膨満の防止は胃管により可能です．ボスミン®投与経路は末梢静脈か臍帯静脈から確保することができます．

## 5. 特殊な病態がある場合

・先天性横隔膜ヘルニアの胎児診断がついている→バッグ・マスク換気は禁忌になります．
・早産児の呼吸障害（RDS）→出生後ただちにサーファクタントを投与する場合があります〔症例5を参照（p.34）〕．
・ほとんど心停止に近い状況が明らかな場合→このシナリオのように重症仮死でほとんど心臓も動いていない場合，赤ちゃんは真っ黒というよりは真っ白な状態で生まれてきます．人工呼吸のみで蘇生することは難しい（おそらく胸骨圧迫以上の蘇生が必要になる）とリーダーが判断した場合，最初から気管挿管を行う場合があります．

---

### COLUMN-7
### ラリンゲアルマスクエアウェイ（LMA）

・「新生児の蘇生において，バッグ・マスク換気が成功せず，気管挿管も不可能な場合，LMAによる気道確保が有効な可能性があります」…というのは教科書の記載です．しかしよく考えてみると，「バッグ・マスク換気が成功せず，気管挿管も不可能」な状況というのは，つまり目の前にいる赤ちゃんに死の危険が迫っているということです．私個人の経験ですが，先天性気道病変のあるお子さんにおいて，LMAの有用性を強く認識したことがあります．バッグ・マスク換気ではまったく改善せず，気管挿管もきわめて困難な状況でしたが，LMAを挿入するとすぐにバイタルサインは改善し，落ち着いて気管挿管をすることができました．

・LMAを，上記のような最終手段の一つとしてではなく，もっと早期に活用することが有用かもしれないという報告があります．出生後，1分間のバッグ・マスク換気後も心拍数が毎分100回未満の新生児（2,500 g以上）を対象として，LMA使用群（20例）と気管挿管群（20例）に分けて蘇生を続けたところ，バイタルサインの改善に両群間で差を認めなかったというRCTがあります[3]．また帝王切開で出生後，人工呼吸を必要とする新生児50例を対象として，初めからLMAを使用して人工呼吸を実施する群（25例）とフェイスマスクを使用して人工呼吸を実施する群（25例）に分けたところ，その成功率は同等であった（96% vs 88%）というRCTがあります[4]．

・2010年のガイドラインでは，LMAについて以下のように記されています．

Primary airwayとして有効：2,000 g以上の新生児の人工呼吸において，LMAはフェイスマスクの代替手段として有効である．

Secondary airwayとして有効：2,000 g以上の新生児に対して，フェイスマスクの人工呼吸を実施後も，60～100回/分の徐脈が改善しない場合，LMAは気管挿管の代替手段として有効である．

Rescue airwayとして有効：新生児の蘇生において，フェイスマスクによる人工呼吸が成功せず，気管挿管も不可能な場合，LMAが有効な可能性がある．

## Point 11 気管挿管"介助"の仕事は5つです

　「挿管の介助をして」と突然依頼をされても、あまり経験したことがなければ緊張しますよね。「新生児蘇生法テキスト 改訂第2版」には挿管の手順が解説されていますので、ここでは介助の手順を説明します。
＊胎便除去を目的とした気管挿管の順序は、症例4を参照してください (p.26)．

### 1. 第1のステップ (物品の準備)

　赤ちゃんの推定体重に合わせて、気管挿管に必要な物品を揃えます (詳細はテキストを参照してください)．

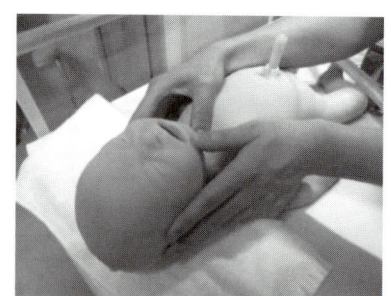

・喉頭鏡は十分に明るく点灯することを確認してください．
・気管チューブは推定体重に合わせたサイズと、1サイズ細いものを、それぞれ複数本準備しておきます．
・気管挿管成功確認のために、呼気二酸化炭素検出器はぜひ常備してください．
・もしも介助に2人つけるならば、1人は**右図**のように赤ちゃんの頭部と肩を両手で固定するとよいでしょう．

### 2. 第2のステップ (チューブ・カテーテルの手渡し)

・気管挿管介助者は、必ず赤ちゃんの右側に立ちます．術者は左手で喉頭鏡を握り、右手でチューブを受け取るからです．
・術者が「気管チューブをください」、「吸引カテーテルをください」といえば、素早く手渡します．
・気管チューブの先端に触れて不潔にしないようにします．また術者がチューブをつまんで、そのまま挿入できるような向きで渡します (**下図左**)．
・逆に吸引カテーテルは先端付近を渡します (**下図右**)．あまり先端から離れた部分をつまんでも、軟らかいカテーテルを進めることは難しいからです．

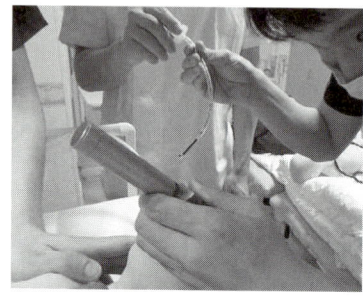 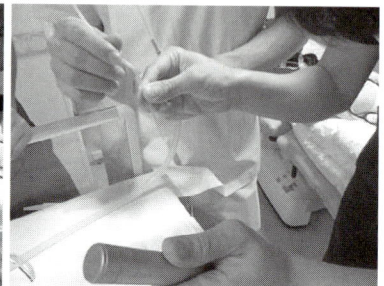

### 3. 第3のステップ (チューブと蘇生バッグの接続)

・術者がチューブを挿入し終えたら、気管チューブの端と蘇生バッグを介助者の両手で接続します (術者は片方の手でチューブを口角でつまんでいるため、両手を使うことができません)．その際、あらかじめ蘇生バッグには呼気二酸化炭素検出器を接続しておきましょう．
・術者は片手でチューブを口角に固定しながら、もう片方の手で蘇生バッグを揉みます (**右図**)．

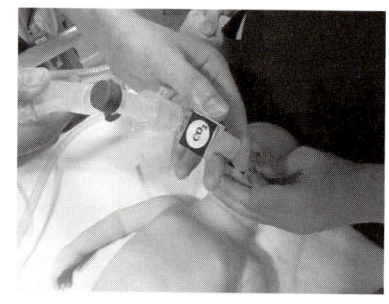

## 4. 第4のステップ（5点聴診）

- 気管チューブ挿入後は速やかに5点聴診を行います．左右のエア入りを聞き分ける胸部聴診の際には，腋の近くを聞くようにしてください（**右図**）．左右の聴診部位が近いと，片肺挿管を発見することが難しいかもしれません．
- 胃に空気の入る音が聞こえないことを確認します．しかし食道挿管を最も高感度に発見できるのは，呼気二酸化炭素検出器です．
- シナリオでも示したように，介助者は1箇所あたり一呼吸聴診し，エア入りが十分であることを「はい」と，その都度術者に伝えるようにします．

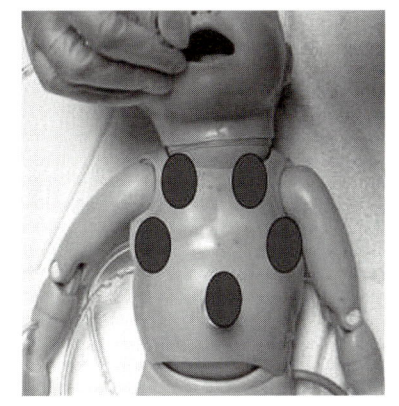

## 5. 第5のステップ（テープ固定）

聴診で気管チューブ先端位置に問題がないと判断すれば，固定を行います．

---

**COLUMN—8**

### 気管挿管後の人工呼吸と胸骨圧迫は，同期？ 非同期？

- 小児の蘇生においては，人工呼吸と胸骨圧迫の割合は15：2もしくは30：2で行います．そして気管挿管後はそれぞれ独立して，非同期で行うことが推奨されています．
  一方，新生児の蘇生においては，人工呼吸と胸骨圧迫の割合は3：1です．それだけ人工呼吸が重要ということなのですが，3：1が最良であることを強く支持するエビデンスはなさそうです．また新生児では気管挿管後も同期して続けることが推奨されています．
- 最近の動物実験では，3：1の同期でも非同期でも，バイタルサインが改善するまでの時間に差はなかったという報告があります[5]．間欠的陽圧呼吸の代わりにsustained inflationと連続的胸骨圧迫を組み合わせた方法も考えられており[6]，その発想は非常に興味深いです．5〜10年後にはまったく違う方法になっているかもしれませんね．

## 12 気管挿管成功の確認方法は？ 〜カプノモニターも万能ではない〜

- **食道挿管になってしまうリスクは必ずあります**．蘇生に関わるスタッフ全員が「このチューブは気管内にちゃんと入っている？」ということを常に意識して，もしも食道挿管になってしまっているならば，できるだけ早く発見をしなければいけません．
- 比色法カプノモニターは，気管挿管成功を判断するための器具としての有用性は確立されています．しかし万能ではなく，偽陽性・偽陰性が起こり得ることをご存じですか？

### 1. 気管挿管時には術者が宣言をしましょう

・喉頭展開をして，チューブ先端が声帯の間を通過する様子までちゃんと視認できれば，気管挿管成功は確実です．その場合，「入りました」，「視認できました」と，術者はそれをチームに宣言しましょう．逆にチューブ挿入が途中から盲目的になってしまった場合には「視認できませんでした」と正直に宣言をするべきです．そこからただちにチーム全員で確認をすることができます．

### 2. 臨床的評価方法はどれも確実ではありません

器具を使用せずに気管挿管成功を臨床的に評価する方法には，以下のようなものがありますが，いずれも問題点があります．

| 臨床的評価（★の数は信頼度） | 問題点 |
|---|---|
| 吸気時に胸郭が上昇する（★） | 食道挿管でも胸郭が上昇しているように見える場合があります |
| 吸気時の聴診で肺胞音が聞こえる（★） | 食道挿管でも聞こえるように感じる場合があります |
| チューブの内腔が赤ちゃんの呼気で曇る（★★） | この所見があれば気管挿管の可能性は高いですが，気管挿管が成功していてもチューブが曇らない場合もあります |
| 腹部膨満が認められない（★） | 食道挿管のまま換気を続けていると腹部膨満が目立ってきます．しかしそのような状態になる前に発見したいです |
| 赤ちゃんの声が聞こえない（★★） | 声が聞こえれば食道挿管の可能性は高いですが，赤ちゃんが都合よく声を出してくれるとは限りません |
| 赤ちゃんの自発呼吸に合わせて，流量膨張式バッグがしぼむ（★★） | 赤ちゃんの自発呼吸がしっかりしていなければ，この所見は参考になりません |
| もう一度喉頭展開する（★★） | チューブが声帯の間を通る様子を直接確認できれば間違いありません．しかしこの処置には時間がかかってしまう場合がありますし，せっかく気管内に入っていたチューブを誤って抜いてしまう恐れもあります |
| バイタルサインが改善する（★★★） | これは気管挿管成功を示す最も信頼度の高い指標になります．しかし赤ちゃんのバイタルサインが改善しない時にこそ，私たちはそれが赤ちゃんの状態によるものなのか，気管挿管不成功によるものなのかを確認したいものです |

## 3. カプノモニターが最も信頼度が高い．でも…

- カプノモニター（呼気二酸化炭素検出器：ここでは比色法のものを考えます）が，気管挿管成功を示す最も信頼度の高い指標になります．ただし偽陽性・偽陰性がありますし，片肺挿管を発見することはできません．以下の特性を理解した上で，2であげた臨床的評価と組み合わせて判断することが必要です．
- **食道挿管であっても一時的に黄色くなることがあります（偽陽性）．**
  - ➡ ① 食道や胃内に存在する二酸化炭素を検出する場合があります．「黄色くあり続ける」ことが，気管挿管成功のサインです．
    - ② ボスミン®やサーファクタントを注入した後は，食道挿管であってもしばらく黄色くなってしまう可能性が指摘されています[7]．
- **気管挿管であっても十分に黄色くならないことがあります（偽陰性）．**
  - ➡ ① 赤ちゃんの心臓がほとんど動いておらず，肺血流が著しく乏しい場合には，肺胞に二酸化炭素が出てきません．ただし私個人の経験では，正期産児ならば胸骨圧迫が適切に行われていれば，呼気中の二酸化炭素は十分検出できると思います．
    - ② 赤ちゃんの肺が，出生後にまだ十分な含気が得られていない場合，呼気中の二酸化炭素濃度は著しく低いといわれています[8]．これは超早産児の重症RDSなどで経験することがあり，気管挿管が成功していても十分に黄色くならない場合があります．
    - ③ メーカーによっては開封後にプルタブを引かなければ使用できないものもあります．プルタブを引いていなければ，気管挿管が成功していても黄色くはなりません．
- **チューブが深すぎて片肺挿管になっても，カプノモニターは黄色くなります．**
  - ➡ ① チューブの口角固定位置を確認します．6＋体重（kg）cmが適切とされており，これより深ければ片肺挿管の可能性があります．ただしこの計算式は超低出生体重児には当てはまらないことがあり，しばしば深すぎる固定になってしまいます．
    - ② 5点聴診で確認をします．左右を聞き分ける際には，前胸部よりも腋窩で聴診をするほうが確実です．前胸部だと左右の距離が短く，片方の音をもう片方から聞いてしまう恐れがあるからです．

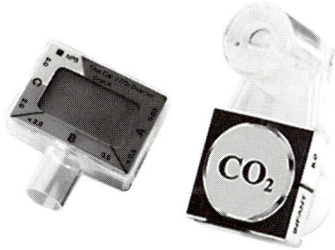

呼気二酸化炭素検出器を常備しましょう！

## Point 13 ボスミン®の投与方法を覚えておきましょう

- ボスミン®投与によって心筋収縮力が増し，冠状動脈の血流が増加します．有効な人工呼吸と胸骨圧迫を行っても心拍数が毎分60回を超えない場合には，できるだけ早く有効血中濃度に到達させることを目指します．気管内投与による血中濃度の上昇は不確実であるため，早めに静脈内に投与することが勧められます．現実的には，**初回投与は気管内，3～5分後の再投与以降は静脈内を目指す**ことになるでしょう．
- 気管内投与量は，10倍希釈ボスミン®（0.01％アドレナリン）を0.5～1.0 mL/kgです．体重3 kgの赤ちゃんには，1.5～3 mL投与するということです．「3 mL！**こんなにたくさん！**」という量の感覚を覚えておきましょう．過少投与では効果が期待できません．なおボスミン®の投与速度は「できるだけ速く」です．
- 大昔は心臓を直接穿刺してボスミン®を投与する「心注」が行われていました．実際にこれは効果的な手技だったのですが，静脈路から投与をして素早くフラッシュをすれば，ボスミン®は心臓に届きます．臍帯静脈ルート確保のために必要な物品は，「臍カテセット」としてまとめておき，必要な時にすぐに準備ができるようにしておくとよいでしょう．

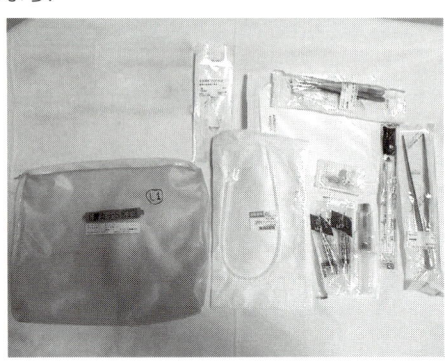

**臍カテセット（北野病院）**
- 臍カテーテル
- 臍根部を結ぶための糸
- 消毒液
- 三方活栓
- シリンジ
- 生理食塩水
- 針
- 攝子

**臍帯静脈路確保の実際**

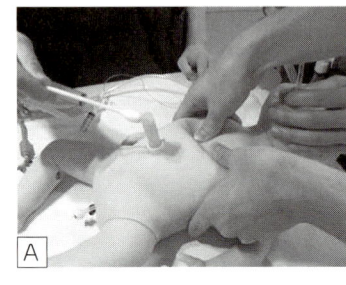 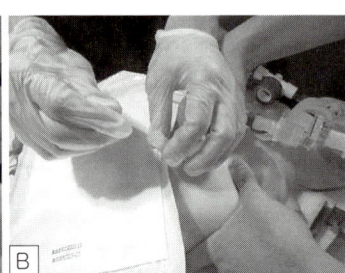 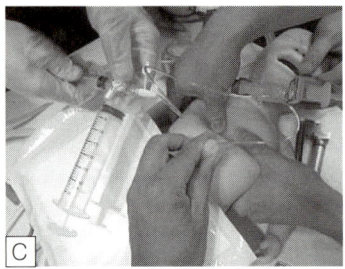

A：胸骨圧迫は邪魔になるので，横から2本指法もしくは頭側から両母指圧迫法で行います．
B：消毒後，臍の根元に軽く糸をかけ，臍基部から数 cmの高さで切断し，通常下肢の方向に存在する臍帯静脈を同定します．挿入の深さは臍基部から3～4 cm程度に留めます．
C：もう1人の介助者が逆血を確認し，ルート内のエアを抜き，生理食塩水をフラッシュします．カテーテルを臍に縫い付けて固定する時間の余裕はないので，片方の指で抜けないように強くつまんでおきます．

- 静脈内投与量は，10倍希釈ボスミン®を0.1～0.3 mL/kgです．投与後は素早く生理食塩水1 mLでフラッシュすることも忘れないでください．

## Point 14 蘇生後のケア，特に脳低体温療法の適応を覚えておきましょう

- NCPR が個々の蘇生で目標としていることは，
  ① 自発呼吸の出現または挿管換気の確立
  ② 心拍数が毎分 100 以上で安定
  ③ 酸素飽和度が目標値まで上昇していること
  の 3 つです．実際の重症仮死の蘇生後には，引き続き NICU で呼吸循環に関するサポートを行います．
- 蘇生を必要とした赤ちゃんは，呼吸循環状態が安定していても低血糖を起こすリスクが高く，適切に介入しなければいけません．
- 脳低体温療法は，安全性と有効性の確立された標準的治療となっています．この治療は生後できるだけ早く開始する（遅くとも生後 6 時間以内）ことが重要であり，治療適応の可能性があると判断される場合には，速やかにそれが可能な施設に搬送を考慮します．

### 仮死後の管理：同時に考えるのは脳保護戦略

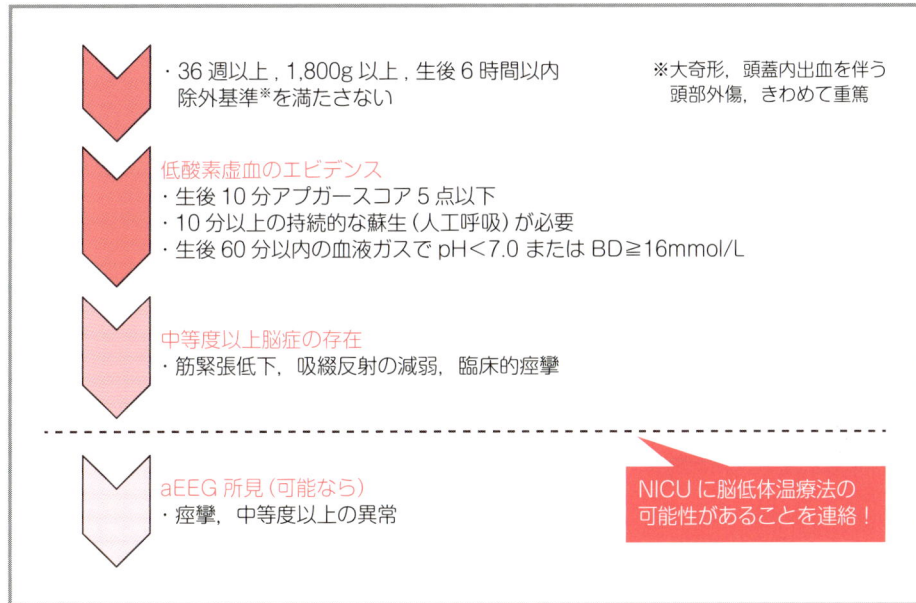

## 症例4

## 努力呼吸がなかなか改善しない…

　41歳の1回経産婦．妊娠経過中は特に異常を指摘されませんでした．妊娠40週のある日，39度の発熱がありかかりつけのK病院を受診しました．来院時にはすでに破水をしており，胎便の粒が混じり，混濁した悪臭を伴う羊水でした．5日前の検診では胎児推定体重は3,300gといわれています．

 産婦人科医　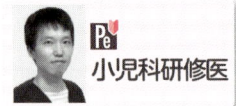 小児科研修医　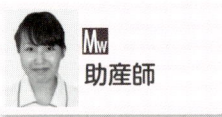 助産師

- Ob：「Pe先生，次の陣痛で生まれると思います．羊水はドロドロに濁っています」
- Pe：（初めての1人立ち会いでドキドキするなぁ．でもやることは決まっているし，落ち着いていこう）
「Mwさん，それでは12 Frの太い吸引カテーテルを準備してください．吸引圧は14 kPa．もしも赤ちゃんがぐったりしていれば気管吸引をしますので，その時には介助をお願いします」
- Mw：「わかりました」
- Ob：「生まれました．Pe先生，お願いします！」
- Pe：「筋緊張低下，呼吸もありません．それでは気管吸引をしましょう！」 ➡ Point ⑮ (p.28)

（口を吸引した後に喉頭展開）
- Pe：「気管チューブをください…入りました」
- Mw：「コネクターをつけます．先生，吸引しますね」

（陰圧をかけながらPe医師がチューブを引き抜く）

|||||||～30秒経過！|||||||

- Pe：「あまり引けませんでしたね．自発呼吸はありません」
- Mw：（聴診して）「…Pe先生，徐脈です．心拍数60です」
- Pe：「では人工呼吸を開始します」

（Mwが羊水清拭，呼吸を刺激し，パルスオキシメータを右手に巻く）➡ Point ⑯ (p.29)

|||||||～60秒経過！|||||||

（赤ちゃんはすぐに呼吸をし始める．しかし著しい陥没呼吸を認める）
- Pe：「数回バギングしただけで泣いてくれましたね」
- Mw：「…心拍数は130に上がっています」
- Pe：「ただ陥没呼吸が目立つし，中心性チアノーゼも続いています．空気でCPAPを開始します」
- Mw：「パルスオキシメータはまだ表示されていません」

## ～90秒経過！

（依然として陥没呼吸は目立ち，呻吟も出現した．中心性チアノーゼも続く）

- Mw：「パルスオキシメータ表示しました．心拍数160，SpO$_2$ 55です」
- Pe：「酸素濃度を30％まで上げましょう．CPAPを継続します」 ➡ Point ⑰，⑱ (p.30, p.31)

## ～120秒経過！

（依然として陥没呼吸は目立ち，呻吟あり．中心性チアノーゼも続く）

- Mw：「Pe先生，心拍数160，SpO$_2$ 58です」
- Pe：「酸素濃度を40％まで上げましょう．マスクは密着しているし，肩枕を入れて体位も整っている．一度口を吸引してみましょうか…ほとんど引けませんね．このままCPAPを継続します」
➡ Point ⑲ (p.32)

## ～150秒経過！

（やはり陥没呼吸と呻吟あり．口唇や躯幹中心部のチアノーゼは若干改善している）

- Mw：「Pe先生，心拍数155，SpO$_2$ 67です」
- Pe：「SpO$_2$は上がってきた．40％酸素のままCPAPを継続しましょう」

## ～180秒経過！

（陥没呼吸と呻吟は改善しない）

- Mw：「Pe先生，心拍数150，SpO$_2$ 73です」
- Pe：「SpO$_2$は徐々に上がっていますね．ただ努力呼吸と酸素化不良は続いており，この状態が改善しなければ，NICUで**精査が必要ですね**」 ➡ Point ⑳ (p.33)

---

### 症例4　セルフチェック

#### 羊水混濁・安定化の流れの対応

- ☑ 羊水混濁がある場合に特別に**準備**するものは何ですか？
- ☑ SpO$_2$の目標と**酸素の使用方法**を理解していますか？
- ☑ NCPRのゴールと，**その後の対応**を説明できますか？
- ☑ 呼吸・心拍・皮膚色が改善しない，**特殊な状況**を説明できますか？

## Point 15 気管吸引の適応と方法

- 2005年のガイドラインでは，胎便性の羊水混濁があって，赤ちゃんがぐったりしている（自発呼吸がない・筋緊張低下・心拍数が毎分100回未満）場合には，胎便吸引症候群を予防するために，気管吸引を行うことが勧められていました．
- ところが気管吸引という手技自体が侵襲的であり，処置中に徐脈や低酸素血症が進行してしまう恐れがあります．しかも気管吸引によって，挿管を要するほどの胎便吸引症候群を防ぐことができるというエビデンスも乏しいです．「胎便吸引症候群の多くは胎内で発生しており，出生時の吸引によって改善させることは難しい」と考えられています．
- ただし気管吸引という手技自体が禁じられているわけではありません．蘇生者がこの手技に熟練しており，物品の準備も万全であれば，実施してもかまいません．気管吸引にはいくつか方法がありますが，当院で行っているものを紹介します．

**気管吸引の実際**

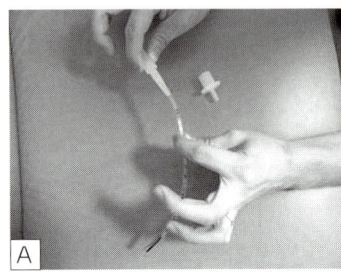

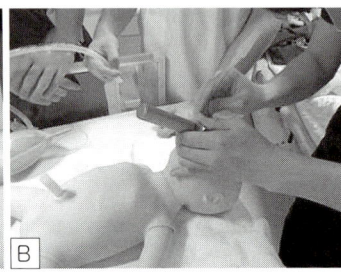

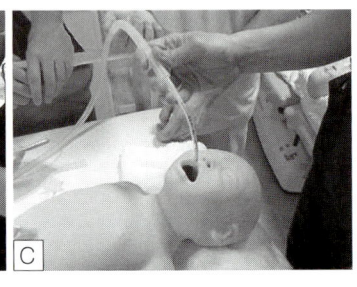

A：吸引ルートと連結できるコネクターを，気管チューブの端に接続しておきます．
B：通常どおり気管挿管をします．
C：コネクターに吸引ルートを連結し，陰圧をかけた状態でゆっくり引き抜きます．
＊赤ちゃんの状態が悪くなければ，吸引物が引けなくなるまで，A〜Cを繰り返します．

- 気管吸引ができない場合には，通常の初期処置を行います．ただし「胎便の粒が混じり，豆スープのような」羊水混濁があれば，細い吸引カテーテルは容易に閉塞してしまいます．またこのような場合，しばしば大量の分泌物を認めるので，12〜14 Fr の太めのものを準備しておきます．

---

### COLUMN-9
### 羊水混濁を認めた場合の対応について

- 出生時に羊水の胎便性混濁を認めた場合，胎便吸引症候群のリスクがあります．そのリスクは羊水混濁の程度が強いほど高いという報告があります[9]．
  「透明に近く，新聞紙にその羊水を撒いても文字が読める」→2％
  「混濁のため文字が読めない」→6％
  「胎便の粒が混じる」→15％
- しかし「胎便吸引症候群は出生前に完成されているものであり，出生時の吸引によって改善させることは難しい」ことを支持するエビデンスがあります[10]．羊水混濁があり，赤ちゃんの頭部が出た段階で，鼻口腔を吸引した1,263例とルーチンの吸引をしなかった1,251例のその後の呼吸障害の発生率は，8.9％対10.1％で差がなかったというものです．

## Point 16 パルスオキシメータの使い方

- 胎児循環から成人循環の移行期にある赤ちゃんにおいては，動脈管は大きく開存しており，肺血管抵抗も十分に低下していません．正常構造であれば，肺で酸素化された血液は左心房→左心室→大動脈を経て，最初の分枝が右手に到達するため，ここで測定するSpO$_2$は「肺の酸素化能力」と「脳に届く血液の酸素飽和度」を反映します．下肢には動脈管を介して，肺で酸素化されていない右心室由来の血液が流れるため，ここで測定するSpO$_2$は右手よりも低くなります．

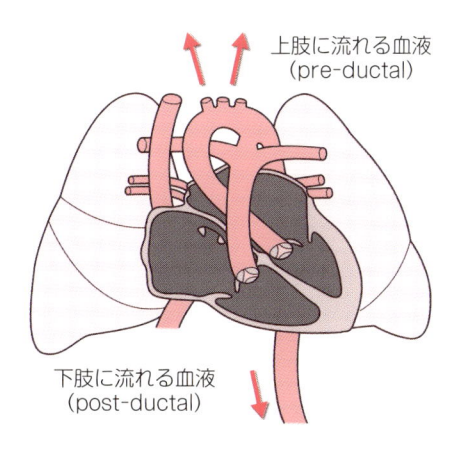

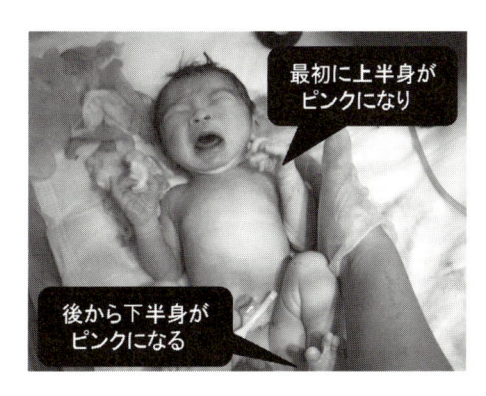

上肢に流れる血液（pre-ductal）
下肢に流れる血液（post-ductal）

最初に上半身がピンクになり
後から下半身がピンクになる

- 私たちが出生後の蘇生において知りたい情報は，「どれだけ肺で酸素化できているか？」，「脳に向かう血液はどれだけ酸素化されているか？」ということです．これらを直接反映するのは右手で測定した酸素飽和度であり，下肢の測定値を参考に酸素濃度を調節すると過剰投与になる恐れがあります[11]．

### COLUMN 10 早くパルスオキシメータを表示させるには？

- マニアックな話題になりますが，出生後にパルスオキシメータを使用する際，①赤ちゃんの右手にプローブを巻いてから→②モニターに接続する，という順番が勧められています．この方法のほうが約10秒早く値を表示できると報告された[12]からですが，最新のパルスオキシメータを使用した場合には，②→①と逆の順番のほうが約6秒早く値を表示できるという報告もあります[13]．現在使用しているモニターの特性を理解して，最適な装着法を用いることが必要でしょう．
- 赤ちゃんの右手にプローブを巻く際，最も重要なことは発光部と受光部をまっすぐ向かい合わせることです．1,500 g以上の赤ちゃんには手掌に，1,500 g未満の赤ちゃんには手首に巻く方法がよく報告されています．

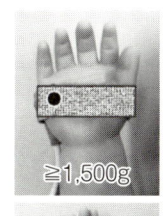

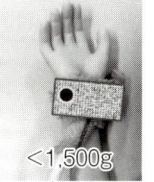

≧1,500 g
<1,500 g

## Point 17 ちょっとくらい酸素を使ってもいいじゃない？

- 2010年のガイドライン改訂では、「体色の肉眼的な評価は信頼できないので、蘇生時の酸素化評価のためにパルスオキシメータの設置に努める」ことが推奨されました．酸素飽和度をモニターすることが推奨された背景には、「出生後のわずかな時間であっても、過剰な酸素投与が新生児の予後に悪影響を及ぼす可能性がある」ことが、動物やヒトを対象とした実験から指摘されたことがあります．
- 胎児期の動脈血酸素飽和度はとても低く、出生直後の赤ちゃんは皆当然中心性チアノーゼがあります．肺胞に空気が到達し、肺血流が増加することによって少しずつ$SpO_2$は上昇します．酸素投与や人工呼吸が不要であった"健常な"新生児のデータから、出生後の右手で測定した$SpO_2$の"正常範囲"が定義されました．NCPRでは具体的に生後1分・3分・5分・10分の$SpO_2$の目標値を60・70・80・90％として、これを下回る場合には酸素濃度を上げ、95％以上になる場合には酸素濃度を下げることが勧められています．

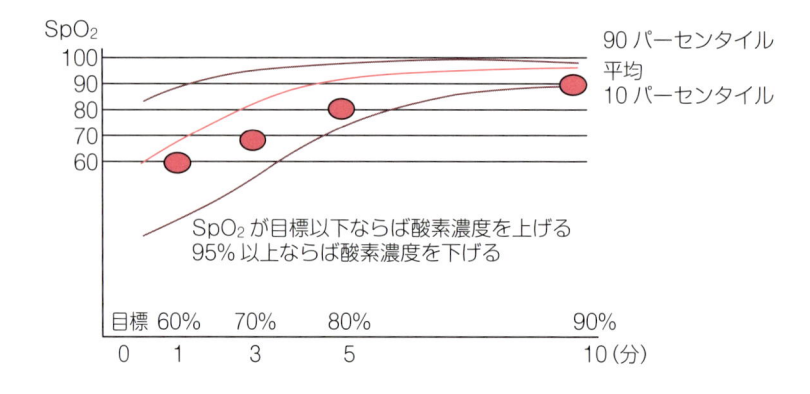

- ただしこの値は絶対的なものではありません．外国の蘇生ガイドラインでは日本と少し異なる値が採用されているものもあります．分娩様式や成熟度も上昇パターンに影響します（例えば選択的帝王切開よりも経腟分娩のほうが、通常は$SpO_2$の立ち上がりは速やかです）．
- 評価した「瞬間」の$SpO_2$よりも、上昇傾向にあるかどうかの「推移」のほうが重要でしょう．例えば生後3分で70％であった場合、それが60％、65％と上昇傾向にあるならば、酸素を使わずに様子をみるでしょう．もしも75％から低下傾向にある場合には、酸素を使うほうが賢明かもしれません．

## Point 18 CPAPと酸素投与のどちらをするべきか？

- 「安定化の流れ」では，努力呼吸と中心性チアノーゼを呈する赤ちゃんに対して，持続的気道陽圧（continuous positive airway pressure：CPAP）か酸素投与のいずれかでサポートします．
- CPAPは流量膨張式バッグかTピースを用いてかけることができますが，自己膨張式バッグの場合は特殊な弁を装着しなければCPAPはかかりません．

|  | 自己膨張式 | 流量膨張式 | Tピース |
|---|---|---|---|
| 気道内圧の安定性 | 不安定 | 不安定 | ほぼ一定 |
| CPAP・PEEPの使用 | 特殊弁必要・不安定 | 可能 | 可能かつ安定 |
| sustained inflation* | 不可能 | 可能 | 容易 |
| 速やかな圧変更 | 可能 | 可能 | 時間がかかる |
| 酸素・空気源 | 不要 | 必要 | 必要 |
| コンプライアンスやリーク感触 | 乏しい | どちらも感じやすい | リークは確認可 |
| その他 | 換気量が安定 高濃度 $O_2$ はリザーバー 安全弁がある | ブレンダーで自由な酸素濃度設定可 | 習得が容易 酸素濃度設定可 少し高価 |

＊：数秒以上かけてゆっくり加圧する方法．早産児の呼吸サポート法として有用であるという報告がある[14, 15]．

- 自発呼吸のある赤ちゃんにCPAPをかけることによって，呼吸を助けて酸素効率を改善させることが期待できます．つまりCPAPによって赤ちゃんの肺が開けば，必要な酸素がより少なくてすむということです．過剰な酸素投与は赤ちゃんに有害な可能性があり，**CPAPと酸素投与のどちらも可能な場合にはCPAPを選択**します．
- もしも100％酸素放流と，100％酸素を用いたCPAPしかできない場合は，やはり100％酸素を使ったCPAPを行います．それで肺が開き，より早く酸素を減らすことができるかもしれないからです．

## Point 19 あなたのCPAPは，本当に赤ちゃんの呼吸を助けていますか？

- CPAPを行うポイントは，実は人工呼吸とほとんど同じです．
    ① マスクを手掌に密着させた際に，5～8 cmH$_2$Oの圧がかかるように調節しておきます
        8 cmH$_2$Oを超える高い圧は，エアリークのリスクがあるため避けるべきです．
    ② 肩枕を使用して，スニッフィングポジションを保ちます
    ③ 適切な大きさのマスクを，ICクランプ法で固定します

- **CPAPを開始しても赤ちゃんの状態がなかなか改善しない場合，赤ちゃんの肺の状態が悪いのか，私たちの手技に問題があるのか迷う場合があります．** 手技の問題を疑ってチェックすることは，人工呼吸のポイントとほとんど同じです〔症例1のPoint ④を参照 (p.7)〕．
    ① スニッフィングポジションは保たれていますか？
    ② 一度口腔内を吸引してみましょう．もしかすると分泌物が貯留しているのかもしれません
    ③ 赤ちゃんの口を少しでも開いてみましょう
    ④ マスクは赤ちゃんの顔に密着していますか？
        しっかり顔に密着していれば，マノメータの示す圧やバッグの膨らみ（流量調節式バッグの場合）が手掌に密着させた時と同じになるはずです．

- CPAP中に赤ちゃんが徐脈になってしまう場合は，「救命の流れ」に進んで人工呼吸を開始しなければいけません．
- 人工呼吸よりもCPAPを行う機会は多いと思います．自信をもってCPAPをかけることができれば，人工呼吸もきっとできるはずです．人工呼吸はCPAPの状態から，膨らんだバッグを揉む（流量膨張式バッグ），もしくは呼気弁を塞ぐ（Tピース）だけですから．

---

### COLUMN 11
#### 両手を用いたCPAP・人工呼吸

- マスクを顔に密着させ，頭部をスニッフィングポジションに保ち，口も開く．これを片手のICクランプで行うことはなかなか困難です．小児・成人では1人が両手を使ってマスクを顔に当てる手技が有効であるといわれています[16]が，新生児にCPAPを行う際にも使える手技かもしれません．
- また，どうしてもバッグ・マスク換気が成功しない場合，やはり1人が両手でマスク密着と気道開通に集中し，もう1人がバッグを揉む，と分担をすればうまくいくかもしれません．この方法は他国の新生児蘇生ガイドラインのアルゴリズムに明記されているものもあります．

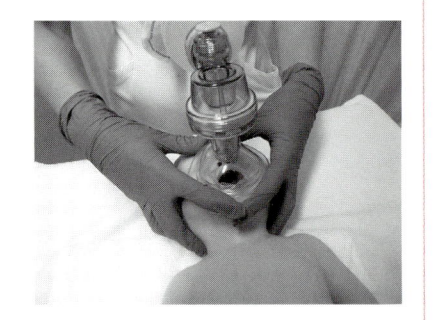

## Point 20　NCPRアルゴリズムのゴールとは？

- NCPRアルゴリズムでは「呼吸」，「心拍数」，「皮膚色（$SpO_2$値）」の3つのバイタルサインの情報を得て，次の行動を決定します．それぞれの目標は以下の通りですが，通常は心拍数が最も早く改善します．「救命の流れ」においては，とにかく心拍数が毎分100回以上になることを目指します．これら3つの目標すべてが達成すればNCPRにおける処置は終了で，「蘇生後のケア」に進みます．

| | 呼吸 | 心拍数 | 皮膚色 |
|---|---|---|---|
| 目標 | 安定した自発呼吸が出現する | 毎分100回以上で安定する | 中心性チアノーゼが消失する．もしくは，右手で測定した$SpO_2$が目標に達する |

- 3つの目標が達成されても，まだまだ赤ちゃんはしんどそうなことがあります．例えば「自発呼吸も心拍数も安定した．酸素を使用していれば$SpO_2$も保たれる．けれど陥没呼吸や多呼吸が目立ち，酸素を中止することができない」，このような状況が長く続く場合の対応はNCPRの守備範囲を超えています．「安定化の流れでもう少しサポートを継続する」，「精査加療ができる施設に搬送する」など，状況に応じて対応してください．
- 「心拍数も皮膚色も十分なのに，自発呼吸だけがなかなか出てこない」，「呼吸も心拍数も十分なのに，皮膚色だけがなかなか改善しない」，このように目標の1つだけが達成されない場合には，特殊な原因の可能性を考えて対応します．例えば「胎児診断されていなかった動脈管依存性のチアノーゼ性心疾患に対して，高濃度酸素を投与し続けて赤ちゃんが危機的状態に陥る」ような状況は避けなければいけません．

| | 呼吸だけ出てこない | 心拍数だけ上昇しない | 皮膚色だけ改善しない |
|---|---|---|---|
| 目標の1つだけが達成されない原因 | ・神経筋疾患（重症の低酸素脳症を含む）<br>・母体投与薬剤の影響（全身麻酔薬など） | ・徐脈性不整脈（房室ブロックなど） | ・チアノーゼ性心疾患 |
| 対応の例 | ・気管挿管をする<br>・胃管で腹満対策をしながらバッグ・マスク換気を続ける | ・NICUに搬送（心電図） | ・酸素投与に対して反応が乏しければ投与を控える<br>・早めにNICUに連絡 |

### COLUMN-12
#### 蘇生が終わったら，パルスオキシメータは足に巻きましょう

- 最近では胎児診断の精度が向上し，出生後に重症の先天奇形がみつかることはかなり少なくなりました．それでもまれに体血流や肺血流を動脈管に依存した心疾患が，出生後に明らかになる場合があります．このような心疾患のスクリーニング法として，下肢の酸素飽和度を測定する方法が報告されています．大動脈離断や左心低形成症候群など，動脈管が閉鎖すると致命的になる疾患では，下肢の酸素飽和度は低くなるため，生後48時間以降に測定をして95％未満であれば心臓超音波検査を受けるべきである，という内容です[17]．
- パルスオキシメータのセンサーは，蘇生中は右手に巻きますが，蘇生が終わったら足に巻くことによって，上記のような異常を早期発見できるかもしれません．

## 症例 5

# 小さな命の始まりは…

24歳の1回経産婦．妊娠20週で経管縫縮術が施行されました．妊娠25週で破水し，子宮収縮抑制が困難なため，そのまま経腟分娩となりそうです．当日の胎児推定体重は700gでした．

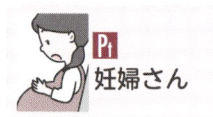

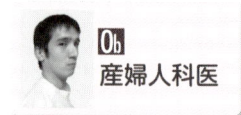

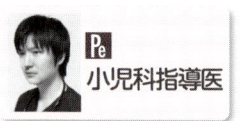

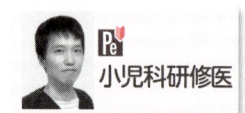

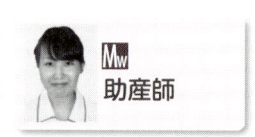

登場人物：妊婦さん（Pt）／産婦人科医（Ob）／小児科指導医（Pe）／小児科研修医（Pe）／助産師（Mw）

**Pe**：「Pe先生，準備ができました．分娩室の温度は26℃，吸引は6 Frで準備し，酸素も使用はOKです．小さめのマスクを準備して，蘇生バッグの動作確認もできました．挿管は2.5 mmと2.0 mmのチューブを準備しています」

**Pe**：「ありがとう．ブレンダーの酸素濃度は30％に設定しよう．母体ステロイド投与も間に合っていないし，サーファクタントはあらかじめ溶かしておきましょう」 ➡ Point ㉑ (p.36)

**Ob**：「Pe先生，もうすぐ生まれます．よろしくお願いします」
「赤ちゃん生まれました！おめでとうございます！」

**Pe**：「筋緊張低下，自発呼吸も弱いです．鼻口腔を吸引します」

**Pe**：「羊水を拭き取り，優しく呼吸を刺激します．推定どおり700 gくらいだろうね」

|||||||| ～30秒経過！ ||||||||

**Pe**：（左胸を聴診）「…Pe先生，徐脈だ．心拍数80だよ」

**Pe**：「人工呼吸を開始します」 ➡ Point ㉑ (p.36)

**Pe**：「パルスオキシメータを右手に巻きます」

**Mw**：「赤ちゃんの体を，ラップで覆います」

|||||||| ～60秒経過！ ||||||||

**Pe**：「さっきよりも筋緊張がよくなって，自発呼吸も出てきました．泣いていますね」

**Pe**：（左胸を聴診）「…心拍数も140に改善している」

**Pe**：「でもかなり陥没呼吸が目立ちますし，呻吟もありますね．中心性チアノーゼも明らかです」

**Pe**：「状況からはRDSに矛盾しないね．気管挿管して，サーファクタントを投与しよう」

############ 気管挿管 ############

- Pe：「すみません，声帯通過が視認できませんでした．口角 6.5 cm で固定します．Pe 先生，5 点聴診をお願いします」
- Pe：「カプノモニターは黄色くなったね．呼気時にチューブも曇っているから，食道挿管ではなさそうだね．（5 点聴診）…はい，…はい．…ん？左の呼吸音が弱いね」
- Pe：「では口角 6.0 cm 固定にします」
- Pe：（聴診）「…はい，…はい….今度は左右差はないです」

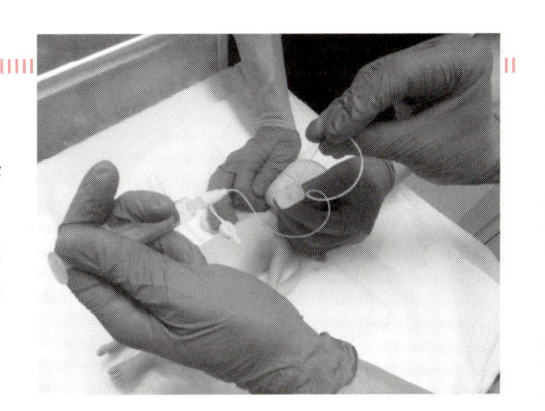

############ サーファクタント注入 ############

- Pe：「心拍数 130，SpO$_2$ は 98．Mw さん，酸素濃度を 30％から 25％に下げてください」
- Pe：「赤ちゃんは余裕がありそうだし，お母さんに会ってもらってから，NICU に搬送しよう」
  ➡ Point ㉒ (p.37)
- Pe：（赤ちゃんを Pt さんの元に連れてゆき）「Pt さん，**おめでとうございます！**」
- Pt：「わぁ小さい…でもかわいい…」
- Pe：「しっかり自分の力で呼吸できていますよ！ 手を握ってあげてください」
- Pt：（涙を流しながら）「ありがとうございます．よろしくお願いします」

---

### 症例 5　セルフチェック

#### 超低出生体重児の蘇生のポイント

- ☑　**保温**のためにできることは何ですか？
- ☑　**呼吸サポート**に関して，正期産児との違いは何ですか？
    - ・酸素の使い方　・加圧の方法　・サーファクタント
- ☑　**母児関係促進**のためにできることはありますか？

## Point 21 小さな赤ちゃんが生まれる際に，特別に準備することがあります

　ここでは在胎 28 週未満，推定 1,000 g 未満の超低出生体重児が出生する場合を考えます．正期産児の立ち会いとくらべて，特別に準備するべきことには次のようなものがあります．

### 1. 体温低下を防ぐこと
・正期産児よりも皮下組織が少ない超早産児は，出生後あっという間に体温が低下してしまう場合があります．これを防ぐために以下の方法があります．

> ・分娩室の室温を 26℃以上に設定しておく．
> ・赤ちゃんの体をラップで覆って，蒸散による熱の喪失を防ぐ．
> ・赤ちゃんに触れるものすべてを温めておく (リネン，聴診器，酸素)．

・長時間蘇生が必要になれば，低体温だけなく高体温にも注意が必要であり，体温を測定しながら保育器のヒーター出力を調節します．

### 2. 過剰な酸素投与を避けること
・過剰な酸素投与は，正期産児以上に赤ちゃんに悪影響を及ぼす恐れがあります．これを避けるためには，酸素ブレンダーとパルスオキシメータが必須です．
・人工呼吸を 21％酸素で開始すると，超早産児ではアルゴリズムに掲載されている"出生後の酸素飽和度の目標値"は達成される可能性が低いため，30〜40％で開始することを勧める意見もあります．しかしこの目標値は主に健常な正期産児のデータから設定されたものであり，超早産児でも同じように管理するべきかどうかはわかりません．
・超早産児でも，「ゆっくりと 90％以上になることを目指す」，「95％以上は過剰と考えて酸素を減量する」，「徐脈が続く場合には早めに酸素濃度を上げる」という指標は正期産児と共通しています．

### 3. 肺を優しく換気すること
・正期産児が出生後に無呼吸を呈する場合，背景に低酸素血症の存在を考えるべきであり，酸素化と換気の確立を図ることが何より優先されます．これに対し超早産児が無呼吸を呈する場合，未熟性によるものの可能性が高く，過剰な介入による肺損傷のリスクを特に意識しなければなりません．正期産児と超早産児の人工呼吸戦略は，少し分けて考える必要があります．
・出生後の人工呼吸において，正期産児は 30 cmH$_2$O 前後，超早産児では 20 cmH$_2$O 前後の吸気圧を用いて開始する方法が妥当とされています．しかしこれ以上の圧が必要な場合もあります．過剰な換気量は短時間でも肺障害の原因となりうるため，"徐脈に陥らないための最小の圧"を用いるように努めます．結局のところ，心拍数や胸の上がり，気道内圧をモニタリングしながら，個別に最適な吸気圧を設定することが必要です．
・5〜6 cmH$_2$O の PEEP (呼気終末陽圧) を用いることによって，機能的残気量確立の促進による酸素化改善や，肺損傷の軽減効果があることが，動物実験では示されています[18]．一方で高すぎる PEEP は肺血流減少やエアリークのリスクがあり，慎むべきであるともいわれています[19]．
・分娩室におけるサーファクタント投与が有効な場合があります．RDS があると，より高い吸気圧・高い酸素濃度が必要になります．少しでも早くサーファクタントを補充することによって，より早く吸気圧・酸素濃度を下げることができる可能性があります．在胎週数や母体ステロイド投与の有無など，その適応は施設によって決定しておくべきでしょう．

### 4. 輸血を防ぐこと

・出生後に臍帯ミルキング，もしくは臍帯結紮を遅らせることによって，NICU 入院後の輸血の頻度を減らすことができる可能性があります．

### 5. 訓練を受けた複数のスタッフが必要です

・通常の蘇生処置に加えて，これらのことを実施するためには，たくさんのスタッフが必要です．そして一連の処置の流れを普段からシミュレーションで訓練しておくことが重要だと思います．トレーニングについては症例 9（p.56）を参照してください．

## Point 22　母児関係促進のために，できることがあります

- アルゴリズムのルーチンケアの項目に，（母親のそばで）と書かれています．これは 2010 年のガイドライン改訂の時に，母児関係促進のために追加されました．出生後に特別処置も必要ないにもかかわらず，無駄に母児分離してしまうことがあってはならない，というメッセージです．
- 超早産児は確実に NICU 入院が必要であり，長期間母児分離を余儀なくされます．予定よりも早かったけれど，無事に生まれてきてくれたことに対して，「おめでとう」を伝えることができるタイミングは，この瞬間が絶好かもしれません．超早産児の蘇生こそ「母親のそばで」を意識するべきなのかもしれません．
- もちろん赤ちゃんの呼吸循環状態の安定化が最優先ですが，余裕があれば少しでもお母さんに会ってもらう，触れてもらえるように，産科や麻酔科と協力して，日頃から備えておくとよいかもしれません．

### COLUMN-13　早産児の人工呼吸中のモニタリング

・多くの NICU では，人工呼吸管理中の早産の赤ちゃんにはグラフィックモニターを用いて管理をしています．それと同様に，出生後の人工呼吸においてもモニタリングを行うという興味深い研究が多数報告されています．
・在胎 32 週未満の早産児に対して，T ピースまたは自己膨張式バッグを用いて人工呼吸を実施する際に，流量や換気量をモニタリングしました．気道閉塞は 14 例（26％）に認められ，人工呼吸開始から中央値で 48 秒後に発生し，その後の 22 回の人工呼吸は気道閉塞状態が続いていました．リークは 27 例（51％）に認められ，27 例中 19 例（70％）は最初の人工呼吸から，残りの 8 例は人工呼吸開始から中央値で 30 秒後に発生し，その後の 10 回の人工呼吸はリークを伴っていました[20]．
・在胎 32 週未満の早産児に対して出生後に人工呼吸管理を実施する際に，蘇生メンバーに呼吸モニタリング画面が見える場合（visible 群）と，見えない場合（masked 群）に無作為に振り分け，その後の蘇生処置や予後に及ぼす影響を検討しました．visible 群のほうが，モニター画面を参考にマスクを当てなおし，リークの発生が有意に少ないという結果でした．8 mL/kg を超える過剰な 1 回換気量は masked 群で有意に多かったです．しかし生後 24 時間の気管挿管率や死亡率に有意差はありませんでした[21]．

|  | visible (n=26) | masked (n=23) | p 値 |
| --- | --- | --- | --- |
| リークの発生 | 37％（21〜54） | 54％（37〜82） | 0.01 |
| マスクの当てなおし | 19（73％） | 6（26％） | 0.001 |
| 酸素使用 | 16（61％） | 20（87％） | 0.044 |
| 蘇生中の CPAP | 19（73％） | 10（43％） | 0.035 |
| 蘇生中の気管挿管 | 7（27％） | 13（54％） | 0.035 |

## 症例 6

# 昨日生まれた赤ちゃんにも，NCPRは使えます

32歳の1回経産婦．妊娠経過中は特に異常を指摘されませんでした．前回が帝王切開であったため，妊娠38週で選択的帝王切開が行われました．2,900g男児，アプガースコア1分8点，5分9点で特に蘇生は必要としませんでした．生後2日目の夜，母児同室中にコットに寝かせていた赤ちゃんの無呼吸アラームが鳴ったと，ナースコールがありました．

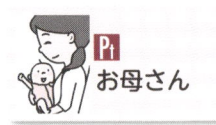

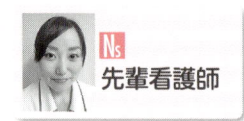

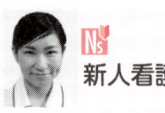

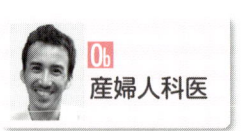

**登場人物：** お母さん / 先輩看護師 / 新人看護師 / 産婦人科医

Ns：「どうしました？」
Pt：「看護師さん！ アラームが鳴って見てみたら，赤ちゃんの顔色が悪いんです！」
Ns：　赤ちゃん，呼吸をしてなさそう!? 筋緊張も低下しているわ！

（背中や足底を刺激する）

Ns：　だめだ！ 刺激にピクリとも反応しない．二次性無呼吸だわ．
　　　（左胸を聴診する）…心拍数は聞こえるけれど，1分間に30回くらいしかない．
　　　人工呼吸が必要ね！

「…!! 赤ちゃんは呼吸をしていませんね！（PHSを手に取る）… Ns さん，Pt さんの赤ちゃんが無呼吸です．当直の Ob 先生を呼んで．Ns さんも救急カートをもって応援に来てください！ お母さん，今から応急処置をしますからね！」

（口対口鼻呼吸で**人工呼吸を開始する**）➡ Point ㉓ (p.40)

Ns：「Ns さん，救急カートもってきました！」
Ns：「ありがとう．自己膨張式バッグを貸して！
　　　Ns さんは聴診で心拍数を確認して，パルスオキシメータを巻いてください」

（バッグ・マスク換気を開始する）➡ Point ㉔ (p.41)

Ns：　胸は上がっているわね．

Ns：「心拍数…（指でリズムを刻みながら）20？
　　　30？ す…すごく遅いです！」
Ns：「それじゃあパルスオキシメータの前に胸骨圧迫を開始してください」

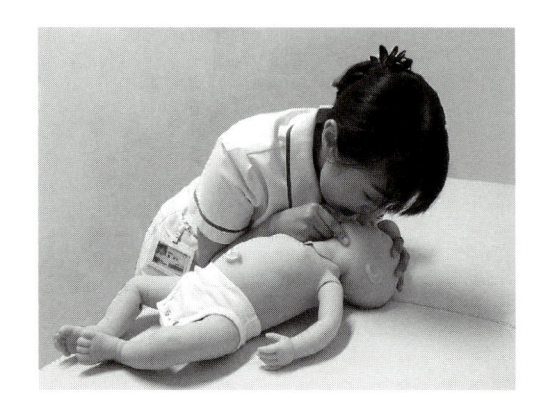

Ns:「わ…わかりました．1・2・3…，バッグ」

|||||||||||||||||| ～30秒経過！ ||||||||||||||||||

Ns:「1・2・3…，バッグ．1・2・3…，バッグ」
Ob:「どうした！？」
Ns:「Ob先生，昨日帝王切開で生まれた38週2,900gの子です．無呼吸アラームが鳴ったとナースコールを受けて，赤ちゃんの様子を見ると呼吸をしていませんでした．人工呼吸を開始して，胸の上がりを確認できたのですが，心拍数が毎分20～30回から改善しないため，胸骨圧迫を始めて30秒くらい経過したところです」
Ob:「わかった．（聴診する）…心拍数80まで上がっているね．バッグ・マスク換気を代わります」
(Ob医師がバッグ・マスク換気を交代する．Nsさんはパルスオキシメータを足に巻く)

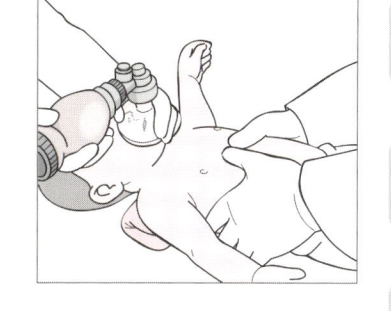

|||||||||||||||||| ～さらに30秒経過！ ||||||||||||||||||

Ns:「Ob先生，30秒経ちました」
Ob:「弱いけれど自発呼吸が出てきたね．心拍数はどう？」
Ns:（聴診）「…上昇しています．130くらいあります．呼吸を刺激してみます」
（赤ちゃんが元気に泣き始める）
Ns:「よかった！」
Pt:「よかった…ありがとうございます」
Ob:「Ptさん，Nsさんたちの適切な処置のおかげで赤ちゃんは助かりました．でも今後も赤ちゃんの状態に注意しなければいけませんし，呼吸が止まってしまった原因を調べなければなりません．これからNICUのあるK病院に連絡をさせていただきますね」

---

**症例6　セルフチェック**

**出生後しばらく経過した児の蘇生のポイント**

☑　蘇生に必要な**物品が限られている場合**，どう対応しますか？
☑　**出生直後に行う蘇生と異なる点**は何ですか？

## Point 23 蘇生に必要な物品が限られている場合の対応

- 分娩室以外（自宅や車中）で出生した場合，蘇生に必要な物品はそろっていません．またこの症例のように出生後に起こった急変も，発生した場所によっては使用できる物品は限られています．
- 物品が限られていても，新生児の蘇生で優先されることは「有効な換気」です．気道を確保して，二次性無呼吸と判断される場合には人工呼吸を開始します．そして人工呼吸だけで徐脈が改善しなければ，胸骨圧迫を行います．
- それぞれの物品がない場合には，以下のように対応することができます．

| 足りない物品 | 対応の例 |
| --- | --- |
| 保温のための物品<br>（開放型保育器，リネン） | ・skin to skin で保温をはかる（例えば救急車内で，お母さんの胸に直接赤ちゃんをくっつける）<br>・室温を上げる |
| 吸引カテーテルや陰圧源 | ・ゴム式吸引器を使用する<br>・ガーゼで口の中の分泌物を掻き出す |
| 聴診器 | ・触診で確認．出生直後であれば臍帯動脈，出生からしばらく経過していれば上腕動脈か大腿動脈 |
| 蘇生用バッグ | ・口対口鼻による人工呼吸を行う |

### 新生児に対する口対口鼻人工呼吸

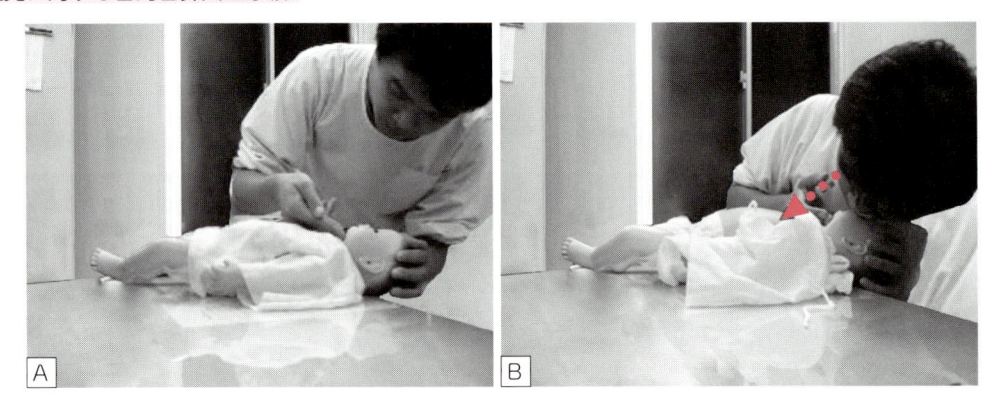

A：片手で赤ちゃんの頭部を少し後屈させるように支えながら，もう片方の手で顎先を挙上させます．後咽頭から舌根を持ち上げることによって気道を確保するのです．

B：赤ちゃんの鼻と口の両方を口で覆います．そして赤ちゃんの胸郭に視線を向けながら息を吹き込みます．この際，胸郭が上昇していることを確認します．胸郭上昇が確認できなければもう一度気道確保からやり直します．

## Point 24 出生直後に行う蘇生と異なる点

- NCPRは日本における標準的な新生児蘇生法で，出生直後の時期を過ぎた赤ちゃんにも適用できます．しかし症例1 (p.2) で説明したような，子宮外環境への適応の要素は少なくなります．アルゴリズムは共通ですが，その内容は以下のように異なります．

| 蘇生のステップ | 出生直後の場合 | 出生直後の時期を過ぎた場合 |
|---|---|---|
| ①最初の評価3項目 | 週数・筋緊張・啼泣を評価 | 同じ |
| ②初期処置 | 保温，体位保持，気道開通，皮膚乾燥と刺激 | 気道の開通性判断と呼吸の刺激は同じ．皮膚乾燥は不要 |
| ③初期処置後の評価 | 呼吸と心拍を確認 | 同じ．ただし心拍数確認に臍帯動脈触診は使用できない |
| ④安定化の流れの介入評価 | 努力呼吸とチアノーゼを評価 | 同じ |
| ⑤人工呼吸 | 最初の数回はゆっくり・しっかり加圧 (inflation) し，次第に速く (毎分40〜60回)・胸が上がる最小の圧をかける (ventilation) | inflationの必要はなく，最初から毎分40〜60回，胸が上がる最小の圧をかけて換気する |
| ⑥胸骨圧迫の必要性を評価 | 心拍を確認 | 同じ |
| ⑦胸骨圧迫 | 人工呼吸と同期させて胸骨圧迫を実施する | 同じ |
| ⑧気管挿管 | 状況により実施する | 同じ |
| ⑨薬剤投与 | 胸骨圧迫開始後も徐脈が続く場合，アドレナリン (ボスミン®) を投与する | 同じ．ただし臍帯静脈路は使用できない．末梢静脈か骨髄路を使用する |
| その他：パルスオキシメータ | 右手に装着する | 装着部位は四肢のどこでもかまわない |

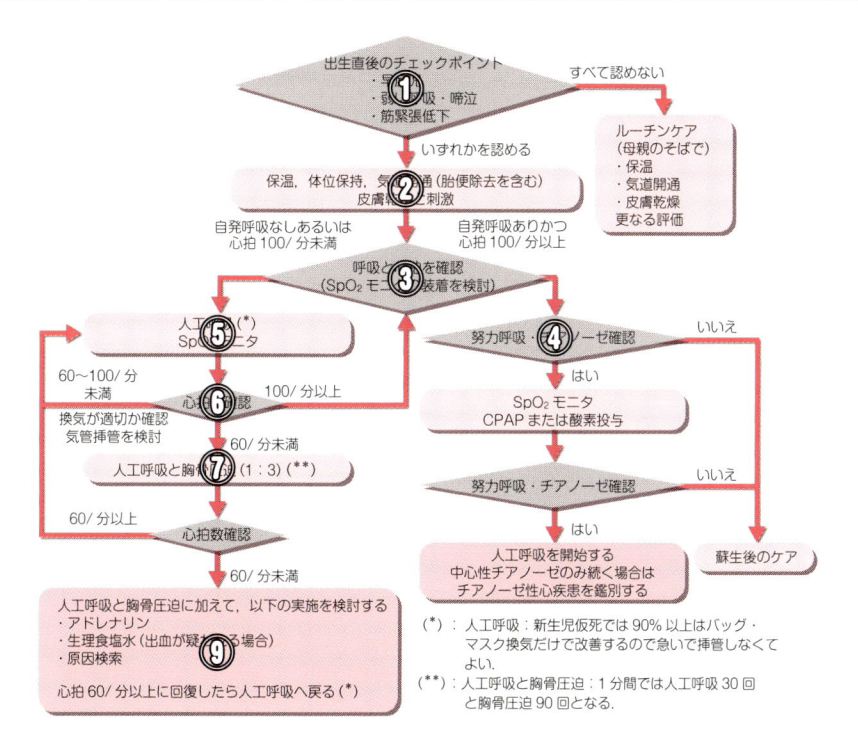

出生直後のチェックポイント
・週数
・呼吸・啼泣
・筋緊張低下

すべて認めない → ルーチンケア (母親のそばで)
・保温
・気道開通
・皮膚乾燥
更なる評価

いずれかを認める

② 保温，体位保持，気道開通 (胎便除去を含む) 皮膚乾燥と刺激

自発呼吸なしあるいは心拍100/分未満 / 自発呼吸ありかつ心拍100/分以上

③ 呼吸と心拍を確認 (SpO₂モニタ装着を検討)

⑤ 人工呼吸(*) SpO₂モニタ

60〜100/分未満 ⑥ 心拍確認 100/分以上
換気が適切か確認 気管挿管を検討
60/分未満
⑦ 人工呼吸と胸骨圧迫 (1:3)(**)
60/分以上 心拍数確認
60/分未満

⑨ 人工呼吸と胸骨圧迫に加えて，以下の実施を検討する
・アドレナリン
・生理食塩水 (出血が疑われる場合)
・原因検索
心拍60/分以上に回復したら人工呼吸へ戻る(*)

④ 努力呼吸・チアノーゼ確認
はい → SpO₂モニタ CPAPまたは酸素投与
努力呼吸・チアノーゼ確認
はい → 人工呼吸を開始する 中心性チアノーゼのみ続く場合はチアノーゼ性心疾患を鑑別する
いいえ → 蘇生後のケア

(*)：人工呼吸：新生児仮死では90%以上はバッグ・マスク換気だけで改善するので急いで挿管しなくてよい．
(**)：人工呼吸と胸骨圧迫：1分間では人工呼吸30回と胸骨圧迫90回となる．

## 症例7

# あなたの役割，わかっていますか？

25歳の初産婦．妊娠32週頃から軽度高血圧を指摘されていました．妊娠39週に入り，昨日よりも胎動減少を自覚したため，かかりつけのK病院を受診しました．胎児心拍のvariabilityが乏しく，誘発分娩が行われることになりました．3日前の検診では胎児推定体重は2,100gといわれています．

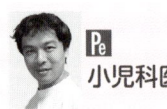

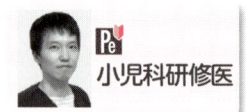

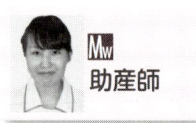

**登場人物：** 産婦人科医（Ob） / 小児科医（Pe） / 小児科研修医（Pe!） / 助産師（Mw）

Ob：「赤ちゃん，生まれます！ 小児科の先生方，よろしくお願いします！」
Pe!：「…」（緊張した表情） → Point 25 (p.44)

―――――― 赤ちゃん出生！ ――――――

Pe：「あ…赤ちゃんぐったりだ！ Pe!先生，刺激して！ 刺激！ …ちょっと，吸引が弱いよ！ Mwさん，もっと圧上げて！ 早くしてよ！」
Mw：「はい…」
Pe：「この赤ちゃん，小さくないですか？ 39週っていうから，3,000gくらいかと思っていた」
Mw：「すみません，推定体重は2,100gでした．伝え忘れていました」

―――――― ～30秒経過！ ――――――

Pe：「う～，まだぐったりだ！ Pe!先生，もっとちゃんと刺激して！ 心拍数も確認して！ 早く！」
Pe!：（左胸を聴診）「…心拍低いです！」 → Point 26 (p.45)
Pe：「何？ 心拍数いくつって？ もういいよ，挿管しよう！ Mwさん，介助して！」
Mw：（私，挿管の介助をしたことがない！ どうしよう…） → Point 27 (p.46)
Pe!：（えっ，挿管!? まずはバッグ・マスク換気じゃないのかなぁ…） → Point 28 (p.47)
Pe：「何をボーっとしているの？ 早く！」

―――――― ～60秒経過！ ――――――

（なかなか挿管が成功しない）

Pe：「もぉ…うまくいかない！ あっ，喉頭蓋が見えた！ チューブをちょうだい．早く！ 早く！」
Mw：「えっ，吸引ですか？」
Pe：「違うよ！ 気管チューブに決まっているだろう！ あーっ，また見えなくなった！ いったんバッグ・マスク換気を開始するよ！」

Pe：（僕は何をしたらいいんだろう．パルスオキシ
　　メータは巻いたほうがいいのかな）
　　➡ Point ㉕，㉘（p.44, p.47）
（バッグ・マスク換気）

|||||||||||||||| 〜90秒経過！ ||||||||||||||||||||||

（赤ちゃんに弱い自発呼吸が出現する）
Pe：「おや，今呼吸をしたような…．Pe先生，もっ
　　ともっと刺激をしてみて！」
Pe：（懸命に背中を刺激する）

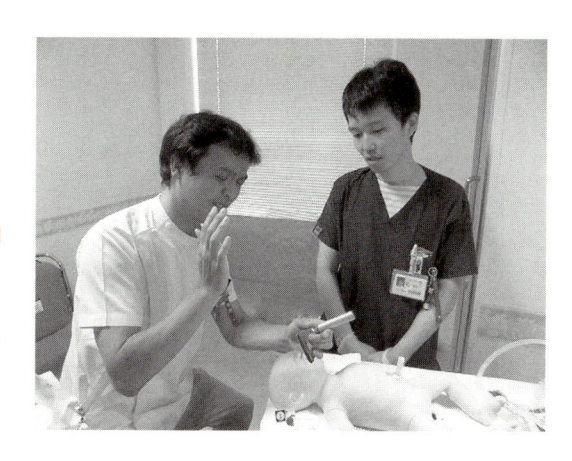

|||||||||||||||| 〜赤ちゃん泣き出す！ ||||||||||||||||||||||

Pe：「…よかった！ よかった．よかったなぁ，Pe先生！」
Pe：「はい…」
　　（結局バッグ・マスク換気だけでよかったんじゃないかなぁ）
Mw：（先生たち，パルスオキシメータを付け忘れているけど…）

## Point 25　事前に役割分担を決めておけば，気持ちと物品の準備ができます

- ある程度状態の悪い赤ちゃんが出生することが予想される場合，蘇生のリーダーがそれぞれのステップにおける役割分担を決めて，あらかじめ確認をしておくとよいでしょう．**どんなに赤ちゃんの具合が悪くても，自分の役割に集中すればよい**ので，緊迫した場面にただうろたえるばかりで，「自分は何をしたらよいのだろう？」と迷うことがなくなり，冷静に行動できると思います．

### 役割分担の例

|  | Ⓐ頭側に立つリーダー | Ⓑ右側に立つ介助者 | Ⓒ左側に立つ介助者 |
|---|---|---|---|
| 物品準備 | ・肩枕を準備<br>・吸引の動作確認<br>・蘇生バッグの動作確認 | ・保温のための準備（リネン，保育器ヒーター）<br>・聴診器<br>・パルスオキシメータ<br>・気管挿管に必要な物品<br>・薬剤投与に必要な物品 |  |
| 初期処置まで<br>〜30秒 | ・口と鼻を吸引する<br>・肩枕を入れて体位を整える | ・羊水を拭き取る<br>・呼吸を刺激する | ・聴診して心拍数を伝える<br>・パルスオキシメータを巻く |
| 人工呼吸まで<br>〜60秒 | ・バッグ・マスク換気をする | ・上記を継続する<br>・胸郭上昇を判断する | ・指示があれば酸素濃度変更<br>・心拍数を伝える |
| 胸骨圧迫まで<br>〜90秒 | ・バッグ・マスク換気をする | ・胸骨圧迫をする | ・指示があれば酸素濃度変更<br>・心拍数を伝える |
| 気管挿管 | ・気管挿管をする | ・胸骨圧迫をする | ・挿管の介助をする |
| 薬剤投与 | ・臍帯静脈路を確保する | ・胸骨圧迫をする | ・薬剤を準備する<br>・臍帯静脈路確保の介助をする |

- 例えば，自分が「Ⓑ右側に立つ介助者」を担当するならば，出生後のそれぞれのステップにおいて，上記の処置に専念すればよいわけです．どんなに緊迫した状況であっても，「最初の30秒は，羊水を拭き取って，呼吸を刺激する」ことに集中する．人工呼吸が開始された場合，「次の30秒は，羊水清拭と呼吸刺激を続けながら，人工呼吸による胸の上がりを見て，それを伝える」ことに集中する，という具合です．
- 蘇生に参加できるスタッフが少ない場合には，上記の役割の2つ以上を兼任しなければならないかもしれません．逆に人数に余裕があれば，さらに介助の役割を分けたり，記録係を設けたりすることができます．
- 上の表のように，蘇生の各ステップにおける役割はそんなに複雑なものではありません．そして蘇生に立ち会う人すべてに何かしらの役割はあります．パルスオキシメータを巻く，呼吸を刺激する，心拍数を確認する…など，どのステップで自分は何をすべきかを理解しておけば，リーダーから指示がなくても行動できるようになるでしょう．

## Point 26 共有すべき情報は，はっきりと伝えましょう

- 出生前の情報として在胎週数や推定体重，妊娠中の問題を全員で確認しましょう．そして出生後は心拍数，人工呼吸による胸郭上昇の確認，挿管後の5点聴診の結果など，蘇生メンバーで共有すべき情報は，はっきりと，大きな声で伝えましょう．
- とりわけ出生後に重要な情報は心拍数です．赤ちゃんの呼吸の状態や筋緊張，中心性チアノーゼの有無は，その場にいる誰もが知ることができますが，心拍数は調べた人にしかわかりません．「心拍はどうですか？」という問いに対して，「…えーっと，ん？いや…ちょっと待ってくださいね…」と曖昧な反応をしていると，次の行動を決めるうえで一番重要な情報が共有できません．
- 心拍数は「6秒間に計測した値を，10倍して伝える」とされています．6秒間に3回であれば30，12回であれば120です．毎分100回以上であれば，120でも160でも次の行動は同じであり，「100以上です」とまとめることができます．しかし毎分100回未満を「100ありません」，「低いです」とまとめるべきではありません．30と80では次の行動が異なる場合があるからです．また同じ毎分80回でも，低下しつつある場合と上昇傾向にある場合とでは解釈が異なります．「100ありません」でまとめてしまうと，100未満の範囲における変化を伝えることができなくなります．
- もしも心拍数を具体的な数値で伝えることが難しければ，同じリズムで，指でタクトを取ってもよいでしょう．このようにすることで，心拍数を蘇生メンバーで共有できます．もしも聴診や触診で心拍を感じることができなければ，「わかりません」とはっきり伝えましょう．リーダーは「全身蒼白で自発呼吸もない…心拍数がわからないということは，ほとんど心停止に近いのかもしれない」と解釈することができます．

### COLUMN 14
#### 新生児蘇生における心電図の使用

- パルスオキシメータは，酸素飽和度だけでなく心拍数を客観的かつ連続的に評価する方法としても，使用が勧められています．しかしながら装着から値が表示されるまでに時間がかかるというデメリットがあります．健常児であっても，生後60秒の段階ではパルスオキシメータはまだ信頼できる心拍数を表示していないかもしれません．具合の悪い赤ちゃんに対しては，生後30秒以内に人工呼吸の必要性を判断し，60秒以内に胸骨圧迫の必要性を判断しなければなりませんが，循環状態が悪ければパルスオキシメータの表示はさらに遅れることが予想されます．
- 私たちは，2012年に心電図はパルスオキシメータよりも早く，信頼できる心拍数を表示することを報告しました[22]．心電図は装着直後から波形が得られますし，その後も安定して信頼できる心拍数を表示し続けます．有効な人工呼吸による徐脈の改善や，吸引・気管挿管に伴う一過性徐脈についても連続的に評価できます．
- また胸骨圧迫や薬剤投与を要するような重症仮死症例では，聴診や触診による心拍数評価はきわめて困難であり，パルスオキシメータもあまり役に立たないでしょう．経験は少ないですが，心停止に近いような状況においてこそ，心電図は最も高感度に心拍数を評価できることが予想されます．私たちは心電図こそ，ハイリスク分娩においてはなくてはならない器具と認識しています．心電図を使用することが，赤ちゃんの予後を改善するかどうかについては，今後の検討課題です．

## Point 27 個人やチームの限界を知り，できないこと，不安なことは伝えましょう

- 自分に経験のないこと，自信のないことを無理に引き受けないようにしましょう．しかし蘇生に必要な以下の処置について，自分がどこまで自信をもって実施できるのかを把握しておき，自信のないことは日頃から訓練することによって技術を高めておきましょう．

### NCPRで必要な手技：セルフチェックリスト

■：経験があり自信をもって実施できる　☑：ある程度は実施できる　□：経験がなくまったく自信もない

|  | リーダー | 介助者 |
|---|---|---|
| 初期処置 | □ 素早く鼻口腔を吸引する<br>□ スニッフィングポジションを保つ | □ 羊水を清拭する<br>□ 呼吸を刺激する<br>□ 心拍数を確認し，伝える |
| 安定化処置 | □ CPAPを実施する<br>□ 酸素投与をする | □ パルスオキシメータを巻く |
| 人工呼吸 | □ バッグ・マスク換気をする | □ 胸郭上昇を判断し，伝える |
| 胸骨圧迫 |  | □ 胸骨圧迫をする |
| 気管挿管 | □ 気管挿管をする | □ 気管挿管の介助をする |
| 薬剤投与 | □ 臍帯静脈路を確保する | □ 臍帯静脈路確保の介助をする<br>□ 気管内に薬剤を投与する<br>□ 生理食塩水を静脈内投与する |
| 早産児蘇生 |  | □ 体をラップで覆う<br>□ サーファクタント投与を介助する<br>□ 臍帯ミルキングを行う |

〜すべてのチェックボックスを塗りつぶすことができれば，スーパー介助者！〜

- 気管挿管を行う場合，もしも食道挿管となってしまって，それに気付かれなければ赤ちゃんを救命することは困難です．挿管時にチューブが声帯の間を超える様子まで視認できなかった場合は，そのことをチームに伝えましょう．聴診，胸郭上昇，チューブの曇り，そしてカプノモニターを使用して，全員で食道挿管を発見するように務めるべきです〔症例3 Point ⑫を参照（p.22）〕．
- リーダーは重症仮死が予想される状況であれば，早めに，できるだけ多くのスタッフを集めておくべきです．実際にバッグ・マスク換気を担当する人と胸骨圧迫を担当する人は，1秒たりとも蘇生の手を休めることができません．さらに気管挿管や薬物投与の介助，蘇生の記録を担当するスタッフも含めると，重症仮死の蘇生には4〜5人は必要になります．

## Point 28 お互いの手技も観察し，積極的にコミュニケーションを取りましょう

◆ **自らの役割を果たしながら，できればお互いの手技も観察し，積極的に声がけをしましょう．**
「(頸部が屈曲しているようなので) 肩枕を入れましょうか？」→「お願いします」
「パルスオキシメータが外れているので巻きなおしてください」→「わかりました」
「胸の上がりがよくわかりません」→「…これでどうですか？」→「今度は上がっています」
「カプノモニターが黄色くなっていません．チューブが抜けたのではないでしょうか？」
→「皆で確認しましょう」

◆ 全員が共通のアルゴリズム，NCPR を理解していれば，もしも誤った行動が出た場合に，誰かがそれに気付くことができるでしょう．そしてそれを**黙っていることはせず，必ず指摘をするべきです**．そのまま黙認をして，困るのは赤ちゃんですから．

### 評価・行動の誤りの指摘
「蘇生開始から 30 秒たっても無呼吸なので，人工呼吸を開始したほうがいいと思います」
「胸骨圧迫を開始したので，酸素濃度は 100％まで上げましょう」

### 処置の誤りの指摘
「バッグ・マスク換気が少しゆっくりだと思います．流量膨張式バッグの流量を上げましょうか？」
「胸骨圧迫はもう少しだけ深くお願いします」

### 薬剤の誤りの指摘
「ボスミン® の気管内投与量はもっと多いと思います」
「生理食塩水の静脈内投与はもう少しゆっくりお願いします」

◆ 誤りを指摘する際には，相手の立場を尊重しましょう．また怒鳴ったり，無視をしたりしては，うまくコミュニケーションをとることができません．大声を張り上げても，するべきことは決まっていますので，1 つずつ実行してゆきましょう．お母さんも赤ちゃんも，きっと耳を澄まして聴いていますよ．

## 同じメンバーで症例7のリベンジ！

このメンバーが，次に同じような症例を経験したら… こんな風にチームワークを発揮できるとよいですね．

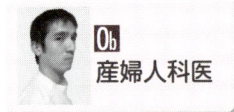

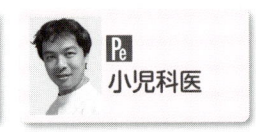

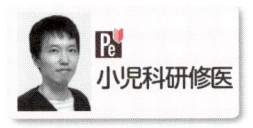

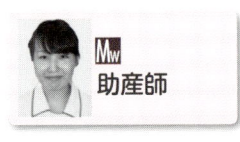

**Ob** 産婦人科医　**Pe** 小児科医　**Pe** 小児科研修医　**Mw** 助産師

- **Ob**：「赤ちゃん，生まれます！ かなり具合が悪いかもしれません！」　　〔事前の役割分担〕
- **Pe**：「**Pe**先生は心拍数のチェックとパルスオキシメータ，そして必要ならば胸骨圧迫をお願いします．**Mw**さんは必要ならば気管挿管の準備と介助をお願いしますね」　　〔情報の共有〕
- **Mw**：「妊娠39週，赤ちゃんの推定体重は2,100gです．お母さんは軽度高血圧のほかには特にリスクはなく，使用している薬剤もありません」
- **Pe**：「わかりました．保育器温度，リネンも温まっています．パルスオキシメータも準備OKです」
- **Pe**：「推定体重が2,100gなので，気管チューブは3.5mmと3.0mmを準備しています」

─────── 赤ちゃん出生！ ───────

- **Pe**：「筋緊張低下，自発呼吸なし．蘇生を開始します」
- **Pe**：「羊水を清拭して，呼吸を刺激します」（背中と足底を刺激する）
- **Pe**：「**Mw**さん，吸引圧を少し上げてください…ありがとうございます」

─────── 〜30秒経過！ ───────

- **Pe**：「自発呼吸はまだありません．人工呼吸を開始します」
- **Pe**：（左胸を聴診）「…心拍数は30か40です」　　〔明確な情報伝達〕

（パルスオキシメーターを足に巻こうとしている）　　〔誤りの指摘〕

- **Pe**：「**Pe**先生，パルスオキシメータは右手に巻いてください」
- **Pe**：「そうでした，ありがとうございます」　　〔お互いの手技を観察〕
- **Mw**：「**Pe**先生，胸郭はしっかり上がっていると思います」
- **Pe**：「ありがとう」

─────── 〜60秒経過！ ───────

- **Pe**：（左胸を聴診）「…あ，上がっています．心拍数100以上になっています」
- **Pe**：「ありがとう．赤ちゃん，呼吸も出てきましたね．**Pe**先生，呼吸を刺激してみてください」
- **Mw**：「パルスオキシメータ表示出ました．心拍数130，$SpO_2$ 72です」

（赤ちゃん泣き出す！）

─────── 〜90秒経過！ ───────

- **Pe**：「まだ中心性チアノーゼと陥没呼吸があるね．CPAPに切り替えます」
- **Pe**：「$SpO_2$は76に上昇傾向なので，このままroom airでいいですね」
- **Pe**：「そうですね．ありがとう」

## COLUMN-15

### 蘇生のチーム力を評価する

・蘇生のチーム力を評価する試みがあり，以下に示すのは Team Emergency Assessment Measure（TEAM）の例です[23]．11項目を0～4点（まったくなかった～常にあった），全体の印象を1～10点で採点し，54点満点で評価するというものです（最初に提示したシナリオでは合計で7～8点でしょうか？）．

**リーダーシップ**
1. リーダーはメンバーに期待する行動を指示していた．(0・1・2・3・4)
2. リーダーは全体的な展望をもち続けていた．(0・1・2・3・4)
   （メンバーの手技や状況を観察し，自ら手を下すよりも適切にメンバーに任せていた）

**チームワーク**
3. 効果的にコミュニケーションが取れていた．(0・1・2・3・4)
4. メンバーは適宜共同して作業を遂行していた．(0・1・2・3・4)
5. メンバーは冷静に行動できていた．(0・1・2・3・4)
6. メンバーは自信をもって行動していた．(0・1・2・3・4)
7. 患者の状態変化にもうまく対応していた．(0・1・2・3・4)
8. 蘇生の状況を監視し，必要に応じて再評価を行った．(0・1・2・3・4)
9. 今後必要になる行動に備えていた（気管挿管，薬剤投与など）．(0・1・2・3・4)

**課題の管理**
10. チームは行うべき課題に優先順位をつけていた．(0・1・2・3・4)
11. 標準的治療（ガイドライン）に従って行動できていた．(0・1・2・3・4)

**全体の印象**
チームの全体的なパフォーマンスを1～10点で評価してください．(1-10)

# 症例8

## 貴重な経験！ こんな活かし方はどうですか？

22歳の初産婦．妊娠36週から羊水過少を指摘されていました．妊娠38週に入り，かかりつけのN産婦人科の外来にて，胎児心拍モニターでvariabilityの減少と変動性一過性徐脈を認めたため，緊急帝王切開が行われることになりました．2日前の検診では胎児推定体重は2,500gといわれています．

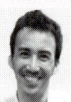

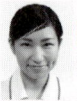

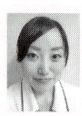

**Ob** 産婦人科医　　**Ns** 新人看護師　　**Ns** 先輩看護師

**Ob**：「羊水混濁なし！ 赤ちゃんもうすぐ生まれます！」

**Ns**：
> こんな時にNs先輩がいないなんて…私だけで大丈夫かしら？ やるしかない！
> 吸引は10 Frで準備．圧は14 kPa，蘇生バッグも同作確認OK．
> 保育器もリネンも温まっているし，パルスオキシメータも準備OKね．

**Ob**：「赤ちゃん生まれました！ Nsさん，初期処置をお願いします！」

**Ns**：
> 筋緊張低下，呼吸もしていない．そ…蘇生が必要！ 初期処置を開始！
> 肩枕を入れて，羊水を拭き取る！ それからそれから…吸引と刺激が必要ね．
> まず口を…，次に鼻….
> （足底や背中を刺激する）お願い，お願いよ….

---〜30秒経過！---

**Ns**：
> えっ，もう30秒!? まだ呼吸をしていないわ….バギングを開始しなきゃ！

**Ob**：「Nsさん，大丈夫か!? 私はもう少しでそちらに行ける！」

**Ns**：「は…はい！ 初期処置を終えても無呼吸なので，人工呼吸を開始します！」

> 落ち着いて…Ns先輩がしていたように，人工呼吸をするのよ….

（人工呼吸を開始するがなかなか胸が上がらない）

---〜60秒経過！---

**Ns**：
> もう60秒!? まだ呼吸をしていない．

50

Ns:

> バギングで胸の上がりがはっきりわからなかったけれど，どうしよう…．
> あっ，いけない！ 心拍数を調べてなかったわ！
> しまった！ 聴診器がない！ それならばお臍の触診ね…
> （触診する）…80．心拍数は80回ね．どっちにしても人工呼吸を続けなきゃ．
> Ns先輩が言ってたことをチェックよ．徐脈が続いて，胸も上がらない時は…
> 体位，吸引…密着…そして加圧．もう少し高い圧をかけて，ゆっくり1秒かけて揉む！

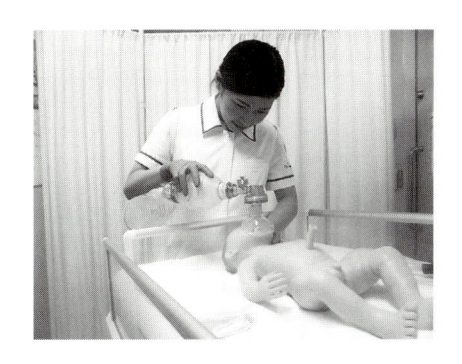

（赤ちゃんの筋緊張が改善し，「あえぎ呼吸」が出現する．Nsさんは気付いていないけど）

|||||||||| ～90秒経過！ ||||||||||

Ns:

> 赤ちゃんまだ泣いてくれない…．Ns先輩，私もうくじけそうです．

|||||||||| ～赤ちゃん泣き出す！ ||||||||||

Ns:「えっ，えっ!? よ…よかったぁ！ 先生！ 赤ちゃん泣きました！ 心拍数も140です」
Ob:「Nsさん，ありがとう！」


～2日後～

Ns:「Nsさん，聞いたわよ．がんばったね！！」
Ns:「私本当に不安だったんですよ．でも…『人工呼吸ができればほとんどの赤ちゃんが助かる』ってNs先輩が言ってたことを思い出して，勇気を出してがんばりました」
Ns:「これがその時の蘇生記録ね．どんな経過だったの？」 ➡ Point 29 (p.53)
Ns:「はい．妊娠38週で推定体重2,500g，胎児心音異常でグレードBの緊急帝王切開になりました．結構ドタバタしていて，私も慌てていました」
Ns:「誰でもドキドキするわよね．それで赤ちゃんはどんな状態だったの？」
Ns:「筋緊張低下，呼吸もしていませんでした．まずは初期処置を開始しました．羊水を拭いて，吸引して，呼吸を刺激して，それであっという間に30秒経ってしまったんです」
Ns:「それからどうしたの？」
Ns:「蘇生開始から30秒経っても呼吸をしていなかったので，すぐに人工呼吸を始めました．それからはもう頭の中は真っ白で，お願いだから泣いて！と祈っていました」
Ns:「でもよく人工呼吸を開始できたと思うわ．一番大事なポイントを押さえることができたのね．人工呼吸を開始してからはどうだった？」
Ns:「私，人工呼吸を開始する前に心拍数を調べていなかったことに気付いたんです．そしたら聴診器もなくて…」
Ns:「それでどうしたの？」

Ns：「やっぱり心拍数は必要な情報なので、臍の触診で確認しました。6秒間に8回で、まだ赤ちゃんは呼吸をしていなかったので、人工呼吸を続けました」

Ns：「人工呼吸を続ける時、何を考えた？」
　　➡ Point ㉚（p.55）

Ns：「Ns先輩から教わったことを思い出しました。『人工呼吸を開始して、徐脈が改善せず、胸も上がっていなければ手技を見直さなければいけない』って。それでマスクの密着を確認して、口を吸引して、落ち着いてしっかりバッグを揉んでみました」

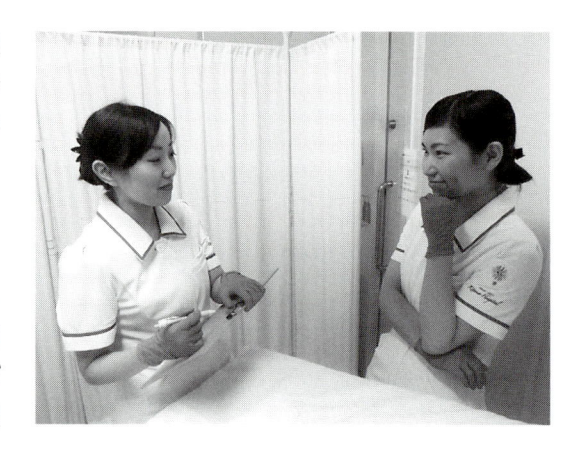

Ns：「冷静に対応できたわね。それから？」

Ns：「赤ちゃんが泣いてくれました。もう私、うれしくって！ この経験はすごく自信になりました」

Ns：「Nsさんの気持ちはとてもよくわかるわ。皆がNsさんと同じように蘇生ができると良いんだけど、今回の経験は共有しないとね。Nsさんは蘇生が成功した理由は何だと思う？」

Ns：「やっぱりまずは自分を信じて、人工呼吸が必要な赤ちゃんには遅れることなく開始することだと思います。そしてうまくいかない場合にも、冷静に手技を改善できるように、普段から確認をしておくと良いと思いました」

Ns：「その通りね。じゃあ何か反省点はある？ 次に同じ状況ならどうする？」

Ns：「心拍数を確認することの重要さを再認識しました。次は絶対に聴診器を忘れませんし、蘇生の場所には常に目立つ場所に置いておくべきと思いました」

## Point 29 蘇生の記録があれば，振り返り・共有に便利です

- 新生児蘇生教育において，デブリーフィング（振り返り）の重要性が認識されています．学びの多くはイベントの最中ではなく，イベント終了後の振り返りの中で得られるといわれています．
- またチーム内の別のスタッフが，今後同じような場面に遭遇した場合，同じようにうまく蘇生できるでしょうか？ 同じ失敗を繰り返してしまうでしょうか？ 貴重な蘇生の経験は個人の記憶にとどめておかずに，共有できるようにするとよいと思います．
- 蘇生を正確に記録することによって，毎回アルゴリズム通り蘇生ができていたかどうか確認することができます．またデータを収集・解析すれば，よりよい蘇生を行うための改善点がみつかるかもしれません．

### 蘇生の記録の実際

1. 誰でも簡単に記入・閲覧できることが大切です．できるだけ1枚にまとめるようにしましょう．
2. 蘇生中に，速やかにデータを書き込める形式がよいでしょう．重要な評価・行動の項目はチェックボックスにしておくとよいと思います．
3. アルゴリズムに直接書き込む形式にすることによって，アルゴリズム通りの蘇生を行うことが少しずつチームに浸透するはずです．
4. 評価や介入を誤りがちなステップについて，チェックボックスを作っておきましょう．蘇生中にそのステップが抜けていたり，誤った処置を行っていたりすれば，記録者から指摘することもできます．
5. 自由記入欄もあるとよいでしょう．
6. 人工呼吸以上の蘇生を必要とした場合や，重症仮死の蘇生に数名以上が関わった場合は，誰か1名が記録係になることが理想です．

- 当院で使用している記録用紙をご紹介します（次頁）．これはアルゴリズム内に，心拍数などを評価した結果を直接書き込めるようにしています．この記録を見れば，どのように評価し，その結果に基づいてどう行動したかが，その場にいなかったスタッフにもわかります．

### COLUMN-16 蘇生の様子を記録してみると…

- 蘇生の様子を動画撮影してみると，ガイドライン通りに行動できていないことが非常に多かったという報告があります．
- 早産児34例に対して新生児科医・フェローが出生後に蘇生をする様子を録画して，ガイドライン通りに行動できているかどうかを評価しました．出生後の最初の心拍数評価は平均65秒，人工呼吸の開始は70秒と，いずれも遅かったです．人工呼吸に関して，25例（74%）が不適切な処置を受けていました（徐脈なのに人工呼吸をしない，初期吸気圧が不適切，不要な挿管をしているなど）．人工呼吸以外の蘇生に関しても，10例（29%）が不適切な処置を受けていました[24]．
- 早産児189例に対して，医師や看護師が蘇生をする様子を録画して，出生から手技を実行するまでの時間を計測しました．出生後30秒以内に行うべき行動について，実際にかかった時間の中央値は，聴診か触診で心拍を確認する→62秒，心拍数を得る→70秒，必要な症例に人工呼吸を開始する→70秒，必要な症例に胸骨圧迫を開始する→157秒，必要な症例にアドレナリンを投与する→207秒[25]でした．

## 新生児蘇生記録

| 出生日 | 平成 27 年 1 月 1 日 | 小児科コール | ☑出生前 □生後　分 |
|---|---|---|---|
| 出生時間 | ☑午前 □午後 10 時 30 分 | 蘇生担当者 | 小児科医師: 水本 |
| 母氏名 | | | 助産師: 北野 |

### ◆アプガースコア

| | 合計 | 呼吸 | 心拍 | 皮膚色 | 反射 | 筋緊張 |
|---|---|---|---|---|---|---|
| アプガー1分 | 1 | 0 | 1 | 0 | 0 | 0 |
| アプガー5分 | 6 | 1 | 2 | 1 | 1 | 1 |

### ◆処置内容

（フローチャート）
- □早産児
- ☑弱い呼吸・啼泣
- ☑筋緊張低下
- いずれかを認める → 保温、体位保持と気道開通（胎便除去を含む）
- ☑自発呼吸　☑心拍: 30/分　☑SpO2装着
- 人工呼吸
- ☑心拍: 40/　☑胸郭上昇　☑酸素
- 人工呼吸と胸骨圧迫（1:3）
- ☑心拍: 50/
- □10倍アドレナリン気管内投与 0.5-1ml/kg
- □10倍アドレナリン静注 0.1-0.3ml/kg
- □生理食塩水投与 10ml/kg 5分以上かけて

| 出生後経過時間 | 経過記録 | サイン |
|---|---|---|
| 30 | HR30. バギング | (北野) |
| 60 | HR40. バギング, 心マ, O2 100%へ | |
| 90 | HR50. バギング, 心マ | |
| 120 | HR80. 心マ中止, バギングのみ | |
| 150 | HR120 自発呼吸あり バギング中止 CPAPへ | |
| | モニター HR130. SpO2 85 | |
| 180 | 呼吸あり, CPAP HR130. SpO2 97 O2 70%へ | |
| 210 | 〃 CPAP中止 O2 投与 HR140. SpO2 98. O2 50%へ | ↓ |

チームワークの振り返り
- ☑事前に患者情報を共有し、人数や物品の準備はできていた。
- ☑役割分担がはっきりしていた。
- ☑共有すべき情報を明確に伝え、うまくコミュニケーションできた。

公益財団法人 田附興風会 医学研究所 北野病院　2013年12月11日病歴委員会承認

## Point 30 大きなイベントはできるだけ多くのスタッフで振り返りを

重症仮死の蘇生を経験した場合には，ぜひとも記憶の新しいうちに，蘇生に参加しなかったスタッフを含め，できるだけ多くのスタッフが参加してデブリーフィングを行ってください．

### 1. はじめに
　この振り返りは「あら探し」をして，蘇生に参加したスタッフを非難することが目的ではありません．自由に討論ができるように，その内容を他言されることはない「安全な場所」であることを保証しましょう．活発な意見交換ができるような，リラックスした雰囲気作りも重要です．

### 2. どんな蘇生でしたか？
　まずは直接参加したスタッフが蘇生の内容を振り返りましょう．その際に「評価」，「行動」の開始時刻がわかる記録があれば，大変重要な情報になるでしょう．

### 3. うまくいった点，うまくいかなかった点は？
　直接参加したスタッフが自らの行動について分析をします．うまくいかなかった点については，どのような原因が考えられるのか．うまくいった点についても，なぜうまくいったのかを検討してみましょう．この振り返りは他人から指摘されるよりも，まずは自ら振り返ることが重要です．自ら気付くことによって，その経験は長く定着する可能性が高くなります．

### 4. 次の症例に向けた改善点は？
　同様の症例に遭遇した場合，次はどのように行動するべきか．全員でディスカッションしましょう．全員が「自分だったらどうするか？」という意識をもつことが重要です．このような振り返りを行うことによって，貴重な蘇生の経験を個人の記憶に終わらせることなく，チーム全体のレベルアップにつなげることが可能になります．司会者（リーダー）は自ら発言をしてフィードバックすることよりも，質問をすることによってメンバーの意見を引き出し，チーム全体のディスカッションを盛り上げるようにしましょう．

### 5. チームワークはどうでしたか？
　症例7であげたようなチームワークに関するポイントも，振り返ってみるとよいでしょう（p.42〜49参照）．

- ☑ 事前に患者情報を共有し，人数や物品の準備はできていましたか？
- ☑ 役割分担がはっきりしていましたか？
- ☑ 共有すべき情報を明確に伝え，うまくコミュニケーションができましたか？
- ☑ お互いの手技を相互に観察し，指摘することができましたか？

# 症例9

## こだわるのは理由（わけ）があります

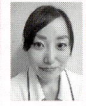

**先輩看護師（インストラクター）** / **新人看護師** / **新人看護師**

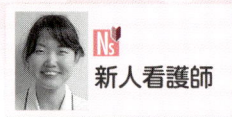

**Ns**：「今日は先日あった事例〔症例2（p.10）〕のシミュレーション実習をしたいと思います．34歳の初産婦．妊娠経過中は特に異常を指摘されませんでした．妊娠37週に入り，性器出血と下腹部痛があったため，夜間に当院を受診しました．1週間前の検診では胎児推定体重は2,800gといわれています．常位胎盤早期剝離が疑われ，これから緊急帝王切開になります．**Ns**さんと**Ns**さん，蘇生をよろしくお願いします」

**Ns**：「まず蘇生の準備をします．私がリーダーで良いですか？ 蘇生バッグの動作確認はOKです．吸引10 Frで準備をして，吸引圧も100 mmHgに設定しました」

**Ns**：「じゃあ私が介助者をします．保育器は十分に温まっていますし，リネンも敷きました．聴診器OKです．パルスオキシメータも準備しました」

**Ns**：「それでは赤ちゃんが生まれました．筋緊張低下，呼吸もしていません」 ➡ **Point** ㉜（p.61）

**Ns**：「肩枕を入れて吸引をします」

**Ns**：「呼吸を刺激します」（足底や背中を刺激する）

|||||||||| ～30秒経過！ ➡ **Point** ㉝（p.63） ||||||||||

**Ns**：「呼吸はまだありません」 ➡ **Point** ㉜（p.61）

**Ns**：「心拍数はどうですか？」

**Ns**：（6秒間に3回のリズムの音を聞かせる）➡ **Point** ㉞（p.64）

**Ns**：（人形の左胸を聴診）「…心拍30です」

**Ns**：「人工呼吸を開始します」

**Ns**：「…胸はしっかり上がっていると思います」

|||||||||| ～60秒経過！ ||||||||||

**Ns**：「まだ呼吸はしていません」

**Ns**：「心拍数はどうですか？」

**Ns**：「…やっぱり30です」

**Ns**：「では胸骨圧迫を開始してください」

**Ns**：「はい．胸骨圧迫，始めます．1・2・3…」

**Ns**：「バッグ！」

**Ns**：「1・2・3…」

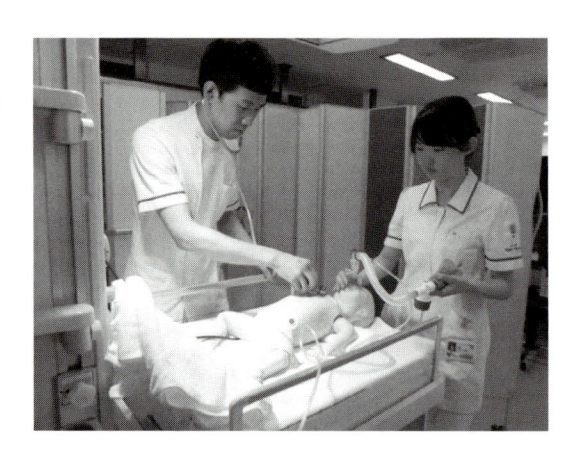

Ns：「バッグ！」
（胸骨圧迫を開始してから，人工呼吸で胸が上がらなくなっている…） ➡ Point ㉟ (p.65)

|||||||||||| ～90秒経過！ ||||||||||||

Ns：「まだ呼吸はしていません」
Ns：「心拍数はどうですか？」　　Ns：「…やっぱり30です」
Ns：「え…，挿管できるスタッフは到着していないし…，このまま続けます…」
Ns：「1・2・3…」　　Ns：「バッグ…」

|||||||||||| ～120秒経過！ ||||||||||||

Ns：「まだ呼吸はしていません」
Ns：「し…心拍数は？」　　Ns：「…20か30です」
Ns：「え…，どうして？」　　Ns：「1・2・3…」
Ns：「バッグ…あ，ちょっと待って．胸が全然上がっていなかったわ．マスクをもう1回当てなおして…，はい．これで胸は上がるようになった」
Ns：「そうだ！酸素も使ってなかったんじゃないですか？」
Ns：「しまった！忘れていました！ブレンダーの酸素濃度を100％に上げます」
Ns：「1・2・3…」　　Ns：「バッグ」

|||||||||||| ～150秒経過！ ||||||||||||

Ns：「まだ呼吸はしていません．少し体の色はよくなってきた気がします」
Ns：「心拍数はどうですか？」
Ns：「…さっきよりも上がっています．50くらいあります」
Ns：「このまま続けましょう」
Ns：「1・2・3…」　　Ns：「バッグ」

|||||||||||| ～180秒経過！ ||||||||||||

Ns：「あえぎ呼吸が出てきたようです．筋緊張も少し改善しています」
Ns：「心拍数はどうですか？」
Ns：「…またさっきより上がっていると思います．…80です」
Ns：「胸骨圧迫は中止して，人工呼吸をこのまま続けます」

|||||||||||| ～210秒経過！ ||||||||||||

Ns：「赤ちゃんは泣き始めました．筋緊張もしっかり良好になりました」
Ns：「心拍数はどうですか？」
Ns：「…130あります」
Ns：「努力呼吸と…，あ，そうだ．パルスオキシメータを装着するのを忘れていました」
Ns：「私も忘れていました」
Ns：「努力呼吸はなさそうです．中心性チアノーゼもありません」

# シナリオ終了後の振り返り

Ns:「どうでしたか？ 今の蘇生は？」
Ns':「いや…反省だらけです」

## 新生児蘇生記録（実習）

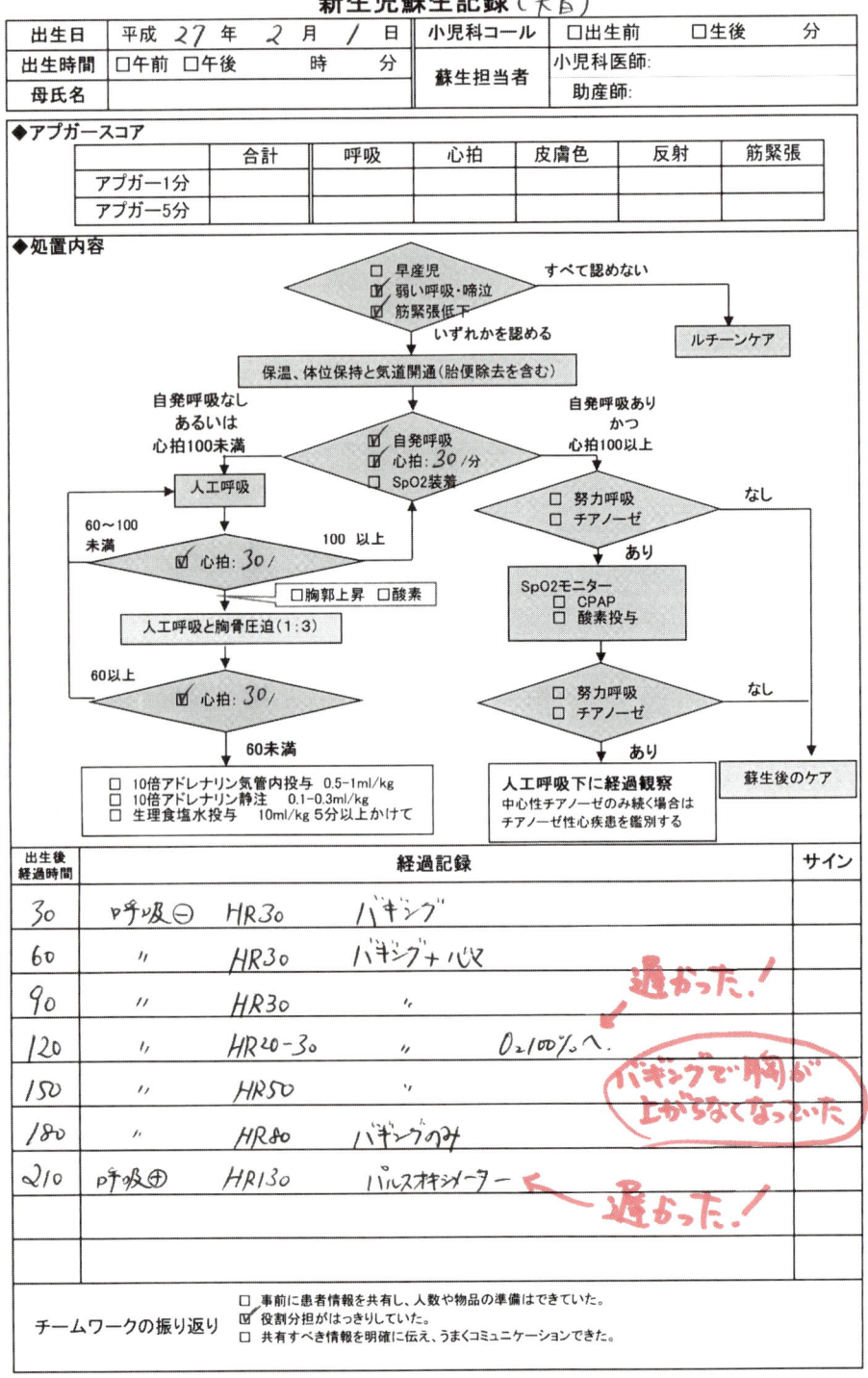

| 出生日 | 平成 27 年 2 月 1 日 | 小児科コール | □出生前　□生後　　分 |
|---|---|---|---|
| 出生時間 | □午前 □午後　　時　　分 | 蘇生担当者 | 小児科医師： |
| 母氏名 | | | 助産師： |

### ◆アプガースコア

| | 合計 | 呼吸 | 心拍 | 皮膚色 | 反射 | 筋緊張 |
|---|---|---|---|---|---|---|
| アプガー1分 | | | | | | |
| アプガー5分 | | | | | | |

### ◆処置内容

- □ 早産児
- ☑ 弱い呼吸・啼泣
- ☑ 筋緊張低下

→ いずれかを認める → 保温、体位保持と気道開通（胎便除去を含む）

すべて認めない → ルチーンケア

自発呼吸なし あるいは 心拍100未満:
- ☑ 自発呼吸
- ☑ 心拍 30/分
- □ SpO2装着

→ 人工呼吸

60〜100未満 → ☑ 心拍 30/ （□胸郭上昇 □酸素）

100以上 →

→ 人工呼吸と胸骨圧迫（1:3）

→ ☑ 心拍 30/ 60未満 →
- □ 10倍アドレナリン気管内投与 0.5-1ml/kg
- □ 10倍アドレナリン静注 0.1-0.3ml/kg
- □ 生理食塩水投与 10ml/kg 5分以上かけて

60以上 →

自発呼吸あり かつ 心拍100以上:
- □ 努力呼吸
- □ チアノーゼ

あり → SpO2モニター
- □ CPAP
- □ 酸素投与

→ □ 努力呼吸 □ チアノーゼ

あり → 人工呼吸下に経過観察 （中心性チアノーゼのみ続く場合はチアノーゼ性心疾患を鑑別する）

なし → 蘇生後のケア

### 経過記録

| 出生後経過時間 | 経過記録 | | | サイン |
|---|---|---|---|---|
| 30 | 呼吸⊖ | HR30 | バギング | |
| 60 | 〃 | HR30 | バギング＋心マ | |
| 90 | 〃 | HR30 | | |
| 120 | 〃 | HR20-30 | 〃 | O₂100%へ |
| 150 | 〃 | HR50 | | |
| 180 | 〃 | HR80 | バギングのみ | |
| 210 | 呼吸⊕ | HR130 | パルスオキシメーター | |

（赤字メモ）遅かった！
バギングで胸が上がらなくなっていた
遅かった！

### チームワークの振り返り

- □ 事前に患者情報を共有し、人数や物品の準備はできていた
- ☑ 役割分担がはっきりしていた
- □ 共有すべき情報を明確に伝え、うまくコミュニケーションできた

公益財団法人 田附興風会 医学研究所 北野病院　2013年12月11日病歴委員会承認

Ns：「どのように評価・行動したか，振り返ってみてください」
Ns：「はい．正期産児が出生後，筋緊張が低下し啼泣もなかったので初期処置を開始しました」
Ns：「初期処置は問題なかったと思います」
Ns：「30秒後に心拍数が30しかなく，自発呼吸もなかったので，人工呼吸を開始しました」
Ns：「この時には胸郭上昇が確認できましたし，そのように伝えました」
Ns：「60秒後にも心拍数が30しかなかったので，胸骨圧迫を開始してもらいました．その後，90秒になっても120秒になっても心拍数が30から改善しませんでした．その時に人工呼吸が成功していないことに気付きました」
Ns：「酸素濃度も上げていませんでしたし，パルスオキシメータも装着していませんでした」
Ns：「酸素を使った人工呼吸で胸が上がるようになって，その後は順調に改善しました．180秒後には胸骨圧迫を中止でき，210秒後には人工呼吸も中止できました」
Ns：「この蘇生の一番の反省点は何ですか？」
Ns：「胸骨圧迫を開始してから，有効な人工呼吸が続けられていなかったことです」
Ns：「私も胸骨圧迫をしながら，人工呼吸の時の胸の上がりに意識が向いていませんでした．パルスオキシメータは人工呼吸を開始した時に私が装着しておくべきでしたし，酸素のこともすっかり忘れていました」
Ns：「実際の蘇生で同じ失敗をしないためには，どうすればよいと思いますか？」
Ns：「やっぱり人工呼吸が一番大切なので，開始した時だけでなく，常にそれが成功していることを意識したいと思います」
Ns：「胸骨圧迫まで必要な蘇生での，介助者の役割をもう一度確認します」
Ns：「逆によかったことは何ですか？」
Ns：「30秒ごとの評価は，遅れることなくできたと思います」
Ns：「胸骨圧迫の手技は問題なかったと思います」
Ns：「もう1回，もう1回やってみてよいですか？ 今度はうまくやってみせます」
Ns：「もちろんです！ この実習はまた1ヵ月後にも行いますね」 ➡ Point ㊲ (p.67)

## COLUMN — 17

### 新生児蘇生のシミュレーション教育にエビデンスはない？

- 「どう教えれば，実際に患者さんの予後が改善するだろう？」…そんな悩みは世界中の専門職の方が抱いています．そしてさまざまな形で研究が行われ，報告されています．蘇生教育法の有効性を評価する際，最も重要なことは「患者さんの予後が改善する」という結果ですが，なかなかそこまでの成果を出した報告はありません．
  - ① Reactions：教育後の受講者の満足度などの「反応」
  - ② Learning：筆記試験や実技試験などによって評価する「学習」効果
  - ③ Transfer：臨床現場における「行動」変容
  - ④ Results：患者「予後」の改善
- 教育法に関する研究結果は，上記のように4段階で評価することができ，「①反応」→「②学習」→「③行動」の順に「④予後」に近づくとされていますが，報告されている論文の多くは「①反応」，「②学習」効果を評価した研究デザインになっているため，「エビデンスは限られている[26]」と評価されてしまうようです．

## Point 31 シミュレーション実習は失敗してナンボ

- 「ハイリスク分娩に数多く立ち会い，1例でも多くの蘇生を経験する」ことが，新生児蘇生を身につける最も効果的な方法です．「あの時，もっと早く人工呼吸を開始しておけばよかった…」という反省は，二度と忘れることのない学びになるでしょう．しかし実際の蘇生において，赤ちゃんの予後を悪くするような失敗は許されません．そして重症仮死は非常にまれなことであり，誰もが等しく経験できるわけではありません．そのような臨床経験を補完できるのがシミュレーション実習です．

- シミュレーション実習というと「高価なハイテク機器」を連想しませんか？ 臨床現場に近い「リアリティ」は大事な要素ではありますが，本質ではありません．シミュレーション実習の本質は，「成功が保証されていない**挑戦的な状況**において，患者さんに**迷惑をかけることなく，失敗から学びを得る**ことができる」ことにあります．

- リラックスした環境で，手取り足取り介入を受けて，ひとつの誤りもなくシナリオを完結させることが実習の目的ではありません．シナリオ中の反省点について，他人から「ここが間違っていたね」と指摘されるのではなく，「あぁ，こうするべきだった！」と自ら気付くことによって，効果的な学びを得ることができます．シミュレーション実習においては，実際の臨床場面で起こり得る**失敗のチャンス**があることが重要と考えています．

- 胸骨圧迫まで必要とした症例2を考えてみましょう（p.10）．赤ちゃんの予後を悪くするような失敗には，どのような可能性が考えられるでしょうか？

---

### 症例2において起こり得る，重大な「失敗」

**1. 評価の遅れ**
- 最初の心拍数確認を忘れ，蘇生開始から30秒以上かかってしまう．
- 人工呼吸開始から心拍数確認まで30秒以上かかってしまう．

**2. 誤った評価**
- 心拍数を過大評価して，必要な処置が開始されない．
- あえぎ呼吸が出現した時点で，人工呼吸を中止してしまう．

**3. 不適切な処置**
- マスク密着，気道開通，十分な加圧が行われていない人工呼吸．
- 浅すぎる，遅すぎる，再拡張の不十分な胸骨圧迫．
- 胸骨圧迫開始後にも酸素濃度を上げない．

**4. 事前準備やチームワークの問題**
- 事前の患者情報が共有されず，人数や物品の準備が不完全．
- 役割分担が明確でなく，必要な処置が効果的に実施されない．
- 共有すべき情報が伝えられず，コミュニケーションが取れない．

---

- このような**失敗のチャンス**がなく実習が完結したとしても，そのスタッフは実際の臨床で失敗なく蘇生ができるでしょうか？ それでは**失敗のチャンス**を提示し，実際の臨床と遜色ないような経験ができるようなこだわりのシミュレーション実習の実際について解説したいと思います．

## Point 32 こだわりのシナリオ実習の実際

私のこだわりを一言で表現すれば「現場と同じように」提示する，ということに尽きます．

### 1．シナリオ中，質問はしません

- 「吸引カテーテルの太さは何Frですか？」，「人工呼吸のスピードはどのくらいが適切ですか？」といった質問は，シナリオ中には極力しないようにしています．その理由は，時間の流れを妨げてしまい，緊張感がなくなってしまうからです．
- 「細すぎるカテーテルを使用した」，「人工呼吸が遅すぎた」という誤りは，シナリオ終了後のデブリーフィングにおいてディスカッションするようにします．シナリオの様子を動画撮影できれば，参加者自らの気付きを引き出しやすいかもしれません．
- ただし参加者が緊張のあまりフリーズしてしまった場合は，初めは蘇生を成功に導いてくれる「神の声」を流します．まずは失敗しても誰にも迷惑をかけない，安全な実習であることを再確認してリラックスしてもらいましょう．次に例えばアルゴリズムを指差しながら，「初期処置を終えて，赤ちゃんは呼吸をしていない．心拍数も毎分70回…ということは…？」と人工呼吸開始を促します．学びの段階によっては，手取り足取りのインストラクションも必要かもしれません．でもこれで終わってしまったら…その方は本番でもフリーズしてしまうかもしれません．赤ちゃんに適切に蘇生ができることを目指すならば，緊張感の中でも自信をもって評価・行動できるようになるまで，同様のシナリオを何度でも繰り返すことが必要ではないかと考えています．

### 2．意識しなくても得られる情報は，先に伝えます

- 「呼吸をしていますか？」，「皮膚色はどうですか？」という，現実には起こり得ない対話は省略したいと考えています．「呼吸をしていない」，「著しい陥没呼吸と呻吟をしている」，「筋緊張が低下している」，「中心性チアノーゼがある」など，その場にいる誰もが特に意識しなくても得られる情報は，質問をされる前にこちら側から伝えるようにしています．

### 3．処置は声に出すだけでなく，実演してもらいます

- バッグ・マスク換気や胸骨圧迫はもちろん，鼻口腔の吸引や酸素投与，呼吸の刺激は，声に出すだけでなく，実際の赤ちゃんに行うように実演してもらいます．このことは，演習におけるルールとして初めに説明をしておきます．吸引の順番や深さ，時間，そして酸素投与や刺激の方法など，手技に誤りがないかどうかを観察します．

### 4．1つのシナリオにおける目標は，1つか2つに絞ります

- 1つのシナリオにおいて，伝えるべきメッセージや到達目標は1つか2つに絞ります．あまり多くの情報を与えてしまうと，結局何も記憶に残らない恐れがあるからです．
- 例えば「遅れることなく人工呼吸を開始する」ということがそのシナリオの目標と設定した場合，初期処置における細かな誤りにはこだわりません．その代わり，人工呼吸が必要なバイタルサインであると認識できた時間と，人形に対して行うバッグ・マスク換気の手技は集中して観察します．バッグ・マスク換気の手技が不十分（例えば人形の胸がまったく上がっていない）と判断すれば，バイタルサインは改善させません．

## COLUMN-18
### リアリティのある実習（high-fidelity simulation）

・シナリオ実習が終了した後に，「うわぁ緊張しました」，「頭の中が真っ白になりそうでした」という感想を聞くと，心の中で小さくガッツポーズをしています．現実に近い状況設定ができるほど，実際の臨床に近い経験が得られると信じているからです．実習におけるリアリティには3つの要素があるといわれています[27]．

　①シミュレーターの性能
　②シミュレーション実習を行う環境
　③受講者がどれだけ現実に近いと信じることができるか

・例えば，人形を用いて気管挿管の実習をする場合，①は重要な要素ですが，②や③はそれほど重要ではありません．ところが重症例に対する蘇生のチーム医療を実習する場合には，①〜③のすべてが重要になります．

・高性能のシミュレーターを使用すれば，バッグ・マスク換気・胸骨圧迫・気管挿管・臍帯静脈路確保などの蘇生処置を，実際の赤ちゃんに近い感覚で行うことができます．高価なものは心音聴診や赤ちゃんの呼吸音まで再現できるものもあります．

・シミュレーション実習を行う環境は，救急外来や分娩室など，実際に蘇生を行う場所を使用する場合（in situ simulation：ISS）と，学習室を使用する場合（off site simulation：OSS）に分けられます．ISSではその施設で実際に診療を行う上で足りないものや，潜在的なリスクを見つけることができます[28]．「カプノモニターを常備している場所をほとんどのスタッフが知らなかった」，「臍帯静脈路を確保するために必要な物品がまとめられておらず，それを揃えるのに10分もかかった」といった反省点は，すぐに改善することができます．

・ISSの1つの形態が出張講習会です．これは講師が蘇生人形をもって，開業医に出向いて実習を行うというものです．普段蘇生を行っている場所で，普段使用している器具を用いて，普段一緒に働いているスタッフとともに実習ができます．より多くのスタッフが一度に参加できること，その施設に足りないものを指摘できること，スタッフ全員のモチベーションを高めることができるなどメリットは多く，一方で講師側も，準備するものは蘇生人形だけですから，非常に負担が少ないです．

・受講者をどれだけドキドキさせることができるか，これはインストラクターの演出にかかっています．この章で紹介する「現場と同じような提示」の方法はどれも有効な手段だと思います．また「最近同僚が経験した症例」と近い内容をシミュレーションの題材にすると，高い当事者意識をもって参加できるかもしれません．

## Point 33 タイマーを動かしてみましょう

- 実際の蘇生の様子を記録してみると,「評価・行動」のタイミングが遅いことがわかります.例えばアルゴリズムでは,蘇生開始後,最初に呼吸と心拍を評価するタイミングは30秒以内となっています.実際の臨床場面では,緊張感のある雰囲気の中で初期処置をこなしていると,あっという間に30秒は過ぎてしまいます.
- 実習を管理するインストラクターが,実際の時間とは無関係に「30秒経過しました(何を確認しますか?)」と伝えると,これはすなわち呼吸と心拍の評価を促していることになります.そして「評価・行動が遅れてしまった」という**失敗のチャンス**を逃してしまいます.
- シミュレーション実習においては,実際の蘇生でそうするように,タイマーを動かしてみてください.スタッフは時間経過の情報をタイマーから得ます.30秒経過して評価を忘れていたとしても,時間は過ぎてゆきます.そして実習中に実際に評価・行動した時間を記録しておき,終了後にフィードバックします.
- それでは実習中,「人工呼吸が必要だが,スタッフの評価が遅れてなかなか行動が出てこない」…そんな場合に,インストラクターはどのように対応しましょう.「何か忘れていませんか?」,「無呼吸なので人工呼吸が必要ですよね」と,シナリオ中に促すのも1つの方法です.しかし実際の蘇生ではそんな「神の声」は聞こえてきません.繰り返しますが,失敗をしても赤ちゃんに迷惑をかけない.そして失敗から学びを得るのがシミュレーション実習の本質です.
- 私が考える最も効果的な対応は,「目標行動が出るまでは,赤ちゃんの状態を改善させずに待つ」ということです.…40秒…50秒と経過しますが,「人工呼吸を開始しなければ,赤ちゃんはいつまでも無呼吸,徐脈」と決めておきます.スタッフが「何かが足りない?」と気付き,インストラクターからの指摘ではなく自発的に行動が出れば最高です.そしてシナリオ終了後のデブリーフィングにおいて,人工呼吸を開始した時間をフィードバックします.「いや〜,慌ててしまって頭の中が真っ白になりそうでした.30秒ってあっという間なんですね.50秒もかかっていましたか!」と気付きがあれば,これは実際の蘇生の経験に匹敵する学びになると思いませんか!?

### COLUMN-19
#### ものすごく能動的かつ濃密な60秒間

- 出生後に「救命の流れ」に入る60秒間は,とても能動的かつ濃密なものです.蘇生が必要な赤ちゃんに対して素早く初期処置を行う.最初の30秒では刺激に対する反応から二次性無呼吸かどうかの評価をしながら,次の人工呼吸のステップに備えて確実に気道を確保することを目指す.その次の30秒では人工呼吸を開始し,赤ちゃんの胸の上がりをその都度観察しながら,その有効性の判断をする.心拍数が上昇せず,胸郭上昇もわからない場合には,人工呼吸の手技を見直しつつ問題点を1つずつ解決してゆく….それは実際の蘇生においてはとても能動的な時間になるはずです.そしてその濃密さを伝えるために,シナリオ演習でも"あっという間の60秒"を感じていただきたいのです.

## Point 34 心拍数は実際の音で伝えましょう

- 1953年にVirginia Apgarは「アプガースコア5項目の中で，診断および予後予測に最も重要なのは心拍数です」と述べています．心拍数は蘇生の必要性や有効性を示すうえでも，最も重要なサインです．心拍数が十分でなければ救命の流れに入り，人工呼吸→胸骨圧迫と蘇生を進めてゆく必要がありますし，心拍数が上昇傾向であれば，蘇生の成功を確信することができます．

- NCPRでは出生後の心拍数は左胸の聴診，もしくは臍基部の触診で評価する方法が勧められています．しかしこれらの方法では，実際の心拍数とは異なる評価をする可能性があります．とりわけ「毎分100回あるかないか」，「60回あるかないか」の判断は，次の行動を決定する上で重要なポイントですが，誤った評価のために正しい行動を選択できない可能性が高いことが，シミュレーション実習を使用した研究から報告されています[29,30]．

- 実際の蘇生ではどうでしょうか？
 「初期処置後，心拍数80なのに100以上と誤認してしまって，人工呼吸を開始しなかった」
 「人工呼吸開始後，心拍数40なのに60以上と誤認してしまって，胸骨圧迫を開始しなかった」
 そのような失敗は起こり得るのではないでしょうか．

- シナリオ演習の中で，インストラクターが「心拍数は6秒間に8回です」と伝えてしまうと，緊張感の中，「心拍数を過大評価してしまい，必要な人工呼吸を開始しない」という**失敗のチャンス**を逃してしまいます．その代わりに，スタッフの左胸を聴診もしくは臍帯基部を触診する動作に対して，毎分80回の音を聞かせます．もしも正しく認識できていなければ，シナリオ終了後にもう一度音を聞かせて確認をします．

- 心拍数はメトロノームを使って表現することができます．巻末の付録「シナリオ集」を参照してください（p.69参照）．

---

### COLUMN-20　緊張した場面での心拍数評価

- 著者がはじめて超低出生体重児の蘇生に立ち会った時のことをよく覚えています．私は聴診で心拍数を測定する役割でしたが，緊張のあまりうまく聞きとることができず，ずっと「わかりません」を繰り返し，リーダーから「もういいよ」と言われてしまいました．

- シミュレーション実習で進行役をしていると，緊張した場面では心拍数を誤って評価されることを驚くほどよく経験します．毎分80回の音を聞いて「40です」と過少評価されたり，毎分40回の音を聞いて「80です」と過大評価されたりするのです．

- 文献30は，高性能蘇生人形（SimNewB®）を用いて3種類のシナリオを用意し（初期心拍数が130・90・50），64名の医師・看護師を対象として蘇生実習を行った報告です．±15/分以上の誤差は26～52％に認められました．さらに蘇生中に指摘された90回の誤りのうち，43回（48％）は誤った心拍数評価に起因するものでした．

## Point 35 成功が保証されていない，挑戦的な実習であること

- 実習の回数をこなしていくうちに，「シナリオ慣れ」してしまうことがあります．「はい，では人工呼吸を開始しまぁす」，「胸骨圧迫を開始してくださぁい」…いやいや実際の蘇生でそれが必要な状況になれば，そんな緩い空気感はないはずです．「この蘇生は成功しないかもしれない」という緊張感を制御しながら評価と行動を行う体験からは，たとえシミュレーションであっても大きな学びを得ることができると思います．
- シミュレーション実習においても，「誤った蘇生をすれば助けられないかもしれない」という演出は可能です．実際に蘇生を必要とする赤ちゃんを想像してみてください．適切な蘇生が施されて初めて状態は改善するはずです．**目標とする行動が出なければ，赤ちゃんのバイタルサインは改善しない**，それだけで十分です．本章の最初に提示したシナリオは次のように管理できます．

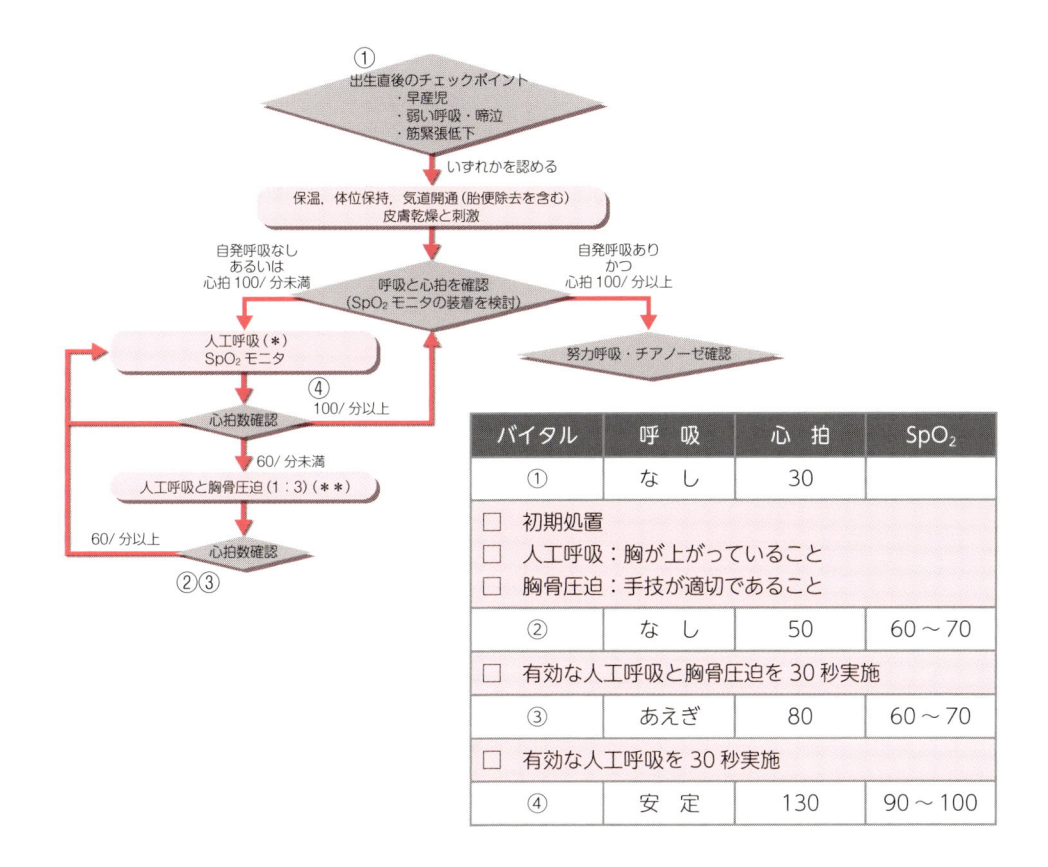

| バイタル | 呼 吸 | 心 拍 | SpO₂ |
|---|---|---|---|
| ① | な し | 30 | |
| □ 初期処置<br>□ 人工呼吸：胸が上がっていること<br>□ 胸骨圧迫：手技が適切であること | | | |
| ② | な し | 50 | 60〜70 |
| □ 有効な人工呼吸と胸骨圧迫を 30 秒実施 | | | |
| ③ | あえぎ | 80 | 60〜70 |
| □ 有効な人工呼吸を 30 秒実施 | | | |
| ④ | 安 定 | 130 | 90〜100 |

- 上の表に示すように，赤ちゃんのバイタルサインが ①→②→③→④ と**移行する条件は，時間経過ではなくスタッフの実施する適切な手技**です．インストラクターは手技をしているかしていないかだけでなく，適切にしているかどうかをチェックします．スタッフには「自分たちがちゃんと蘇生をしなければ，シナリオは速やかに成功しないかもしれない」という緊張感が生まれます．
- 受講者が気管挿管や薬剤投与を選択した場合にも，柔軟に対応できます．気管挿管を選択しても，途中でボスミン®を使用してもしなくても，「胸の上がる人工呼吸と適切な胸骨圧迫が 30 秒続けられる」ことが，バイタルサイン移行の条件だからです．

## Point 36　蘇生人形を用いた実習の限界

- 「実際の赤ちゃんに対して人工呼吸を成功させるためには，以下の条件が必要です〔Point ④を参照（p.7）〕．
  ① マスクが顔に密着していること
  ② 体位がスニッフィングポジションに整えられていること
  ③ 口腔内に大量の分泌物がないこと
  ④ 口が少しでも開いていること
  ⑤ 硬い肺に対して，十分な吸気圧と吸気時間をかけて加圧されること
- ところが，蘇生人形を用いた実習では①しか確認することができません．人形の口に分泌物は貯留していませんし，最初から口は開いています．マスクさえ密着していれば，多少頸部が屈曲していたとしても，わずかな加圧だけで胸郭は上昇します．蘇生人形に対して胸郭の上昇する人工呼吸ができたとしても，実際の赤ちゃんに対して成功するとは限らないということです．
- 「経験の少ないスタッフにも，まずは自信をもって人工呼吸を実施して欲しいのに…．うまくいかない可能性を強調してしまうと，逆に萎縮してしまわないですか？」と，ご指摘をいただくことがあります．確かにこれまで一度も人工呼吸をしたことがなければ，見たこともないスタッフに対して，最初からこのような細かな知識を与えることは逆効果かもしれません．ただ一度でも経験をして，「次はよりうまく人工呼吸をしたい」と思っているスタッフにとって，これらのアドバイスは非常に効果的なものになると思います．学びの段階に応じた指導が必要だと思います．
- 私は胸の上がりにくい「気道閉塞人形」を，実習で使用することがあります．「マスクが密着していても，容易に胸が上がるとは限らない」という前提があれば，人工呼吸中の視線は必ず胸郭に向けられます．そしてその意識というのは実際の蘇生においても必要なものです．人形の胸が上がっていないことに気づいてもらえれば，次に人工呼吸を成功させるために確認するべき①〜⑤の項目についてディスカッションすることができます．

### COLUMN-21
### 嫉妬した論文

- 最近私がすごく嫉妬した論文の1つをご紹介します．
「Rubio-Gurung S, et al.：In situ simulation training for neonatal resuscitation：an RCT. Pediatrics, 134：e790-797, 2014」
- 12の産科施設を対象として，それぞれ無作為に選んだ10名のスタッフに高性能シミュレーターを使用したシナリオテストを行いました．そして介入群に選ばれた6施設は，1回4時間の出張講習会を，施設の80％以上のスタッフが受講できるまで繰り返し行いました．最初のシナリオテストから3ヵ月後に，同じ12施設から無作為に選んだ10名のスタッフに対して同様のシナリオテストを行ったところ，手技の実施もチームワークも介入群のほうが有意に高得点であり，目標達成までの時間は短く，不適切な行動も少なかったという結果でした．
- 1ヵ月間に34回もの出張講習会を繰り返し，評価終了後には対照群にも同様の出張講習会を実施したと書かれており，「私たちの教育方法は間違いなく赤ちゃんの予後を改善するはず．それを証明してみせる」という，著者らの蘇生教育に関するものすごい情熱に感激し，嫉妬しました．

## Point 37 いざという時に役立つ知識や技術を維持するためには

- どれだけリアリティのある実習，濃厚な振り返りを行っても，次の経験がないまま時間が経過すれば，知識や技術は失われてゆきます．NCPRコースも5年ごとの再履修が必要ですが（2014年現在），これだけではいざという時に役立つ知識や技術，そしてチームパフォーマンスを維持することは困難です．
- 講習会で学んだ新生児蘇生の知識や技術は，その後の経験がなければ数ヵ月で失われる恐れがあることが報告されています[31]．知識は，勉強会やe-learningを使って維持することができると思いますが，個人の高い技術や有効なチームパフォーマンスを維持するためには，質の高いシミュレーション実習を反復することが有効であると考えています．
- Benderらは新生児蘇生法講習会（NRP）を受講したレジデント50名を対象として，介入群には7〜10ヵ月後に再度シミュレーション実習（booster simulation）を行いました．NRP受講後15〜18ヵ月の時点での個人の技術とチームパフォーマンスを評価したところ，いずれも介入群が好成績であったと報告しています[32]．
- 新生児蘇生法は，施設内の一部のスタッフが習得していても有効ではありません．特に重症仮死の蘇生においては，共通のアルゴリズムに従って，明確な役割分担や意思疎通がなされ，チームとしてうまく機能しなければ成功しません．そのためには，普段一緒に働いているスタッフ同士で，シミュレーション実習を行うことが効果的でしょう．
- 日本周産期・新生児医学会の規定では，Aコース修了者はその後インストラクター補助の実績を積むなどの条件を満たすことによって，「BコースやSコース（2015年4月より）インストラクターの資格」が与えられます．分娩を扱うすべての施設に数名のAコース有資格者がいれば，自施設で講習会を開催してスタッフ全員を養成することができます．さらに講習会以外にも定期的に実技指導をしたり，重症仮死を想定したシナリオ演習を企画したりすれば，いざという時に役に立つ知識や技術を維持することができ，赤ちゃんの予後を改善させることができると考えています[33]．

### COLUMN-22

#### NCPRのSコースをご存じですか？

- NCPRスキルアップコース（Sコース）をご存じですか？ Aコース・Bコースの修了認定資格をもつ方を対象とした公認講習会で，平成27年4月から全国で開始されます．人工呼吸と胸骨圧迫を確実に習得することが目標で，3時間のコース内で講義の時間はごくわずかです．ほとんどの時間を基本手技実習とシナリオ演習に費やされます．
- 私自身，Sコースを試験的に開催させていただきましたが，手技やシナリオでの行動を自己評価するシステムになっており，受講してそれで終わりではなく，継続的な学習につながりやすいと思いました．よりよいものを目指して，毎年のように進化してゆくことが，NCPRの最大の魅力だと思います．

# References

1) Poulton DA, et al.：Assessment of chest rise during mask ventilation of preterm infants in the delivery room. Resuscitation, 82：175-179, 2011.
2) O'Donnell CPF, et al.：Clinical assessment of infant colour at delivery. Arch Dis child Fetal Neonatal Ed, 92：F465-467, 2007.
3) Esmail N, et al.：Laryngeal mask airway versus endotracheal intubation for Apgar score improvement in neonatal resuscitation. Egypt J Anesthesiol, 18：115-121, 2002.
4) Singh R, et al.：Controlled trial to evaluate the use of LMA for neonatal resuscitation. J Anaesth Clin Pharmacol, 21：303-306, 2005.
5) Schmölzer GM, et al.：3：1 compression to ventilation ratio versus continuous chest compression with asynchronous ventilation in a porcine model of neonatal resuscitation. Resuscitation, 85：270-275, 2014.
6) Wyckoff MH：Improving neonatal cardiopulmonary resuscitation hemodynamics：are sustained inflations during compressions the answer? Circulation, 128：2468-2469, 2013.
7) Hughes SM, et al.：False-positive results on colorimetric carbon dioxide analysis in neonatal resuscitation：potential for serious patient harm. J Perinatol, 27：800-801, 2007.
8) Hooper SB, et al.：Expired $CO_2$ levels indicate degree of lung aeration at birth. PLoS One, 8：e70895, 2013.
9) Wiswell TE, et al.：Delivery room management of the apparently vigorous meconium-stained neonate：results of the multicenter, international collaborative trial. Pediatrics, 105：1-7, 2000.
10) Vain NE, et al.：Oropharyngeal and nasopharyngeal suctioning of meconium-stained neonates before delivery of their shoulders：multicenter, randomized controlled trial. Lancet, 364：597-602, 2004.
11) Mariani G, et al.：Pre-ductal and post-ductal $O_2$ saturation in healthy term neonates after birth. J Pediatr, 150：418-421, 2007.
12) O'Donnell CP et al.：Obtaining pulse oximetry data in neonates：a randomized crossover study of sensor application techniques. Arch Dis Child Fetal Neonatal Ed, 90：F84-85, 2005.
13) Louis D, et al.：Pulse oximeter sensor application during neonatal resuscitation：a randomized controlled trial. Pediatrics, 133：476-482, 2014.
14) Harling AE, et al.：Does sustained lung inflation at resuscitation reduce lung injury in the preterm infant? Arch Dis Child Fetal Neonatal Ed, 90：F406-410, 2005.
15) te Pas AB, et al.：A randomized, controlled trial of delivery-room respiratory management in very preterm infants. Pediatrics, 120：322-329, 2007.
16) Jesudian MC, et al.：Bag-valve-mask ventilation；two rescuers are better than one：preliminary report. Crit Care Med, 13：122-123, 1985.
17) Hoffman JI, et al.：Is it time for routine neonatal screening by pulse oximetry. Neonatology, 99：1-9, 2011.
18) Siew ML, et al.：Positive end-expiratory pressure enhances development of a functional residual capacity in preterm rabbits ventilated from birth. J Appl Physiol, 106：1487-1493, 2009.
19) Polglase GR, et al.：Lung and systemic inflammation in preterm lambs on continuous positive airway pressure or conventional ventilation. Pediatr Res, 65：67-71, 2009.
20) Schmölzer GM, et al.：Airway obstruction and gas leak during mask ventilation of preterm infants in the delivery room. Arch Dis Child Fetal Neonatal Ed, 2011, 96：F254-257, 2011.
21) Schmölzer GM, et al.：Respiratory function monitor guidance of mask ventilation in the delivery room：a feasibility study. J Pediatr, 160：377-381, 2012.
22) Mizumoto H, et al.：Electrocardiogram shows reliable heart rates much earlier than pulse oximetry during neonatal resuscitation. Pediatr Int, 54：205-207, 2012.
23) Cooper S, et al.：Rating medical emergency teamwork performance：development of the Team Emergency Assessment Measure（TEAM）. Resuscitation, 81：446-452, 2010.
24) Schilleman K, et al.：Auditing resuscitation of preterm infants at birth by recording video and physiological parameters. Resuscitation, 83：1135-1139, 2012.
25) McCarthy LK, et al.：Timing of interventions in the delivery room：does reality compare with neonatal resuscitation guidelines? J Pediatr, 163：1553-1557, 2013.
26) Rakshasbhuvanker AA, et al.：Benefits of simulation based training for neonatal resuscitation education：a systematic review. Resuscitation, 85：1320-1323, 2014.
27) Fritz PZ, et al.：Review of mannequin-based high-fidelity simulation in emergency medicine. Emerg Med Australas, 20：1-9, 2008.
28) Guise JM, et al.：In situ simulation：identification of systems issues. Semin Perinatol, 37：161-165, 2013.
29) Voogdt KG, et al.：A randomized, simulated study assessing auscultation of heart rate at birth. Resuscitation, 81：1000-1003, 2010.
30) Chitkara R, et al.：The accuracy of human senses in the detection of neonatal heart rate during standardized simulated resuscitation：implications for delivery of care, training and technology design. Resuscitation, 84：369-372, 2013.
31) Mosley CM, et al.：A longitudinal cohort study to investigate the retention of knowledge and skills following attendance on the Newborn Life support course. Arch Dis Child, 98：582-586, 2013.
32) Bender J, et al.：Does simulation booster impact retention of resuscitation procedural skills and teamwork? J Perinatol, 34：664-668, 2014.
33) 水本洋ほか：新生児蘇生法講習会受講者のセルフエフィカシーの変化に関する検討．日周産期・新生児会誌, vol., 45：1322-1327, 2009.

# 付録 シナリオ集

　皆さんの施設でシミュレーション実習を行う際にお役立てください．もう一度，こだわりのシナリオ演習のポイントをまとめます．

### 実習の場所
- 普段蘇生をしている場所で，普段使用している器具を用いてみてください．

### 赤ちゃんの情報の伝え方
- 心拍数は音を聞かせてください．
- 呼吸の有無，皮膚色など，特に意識をしなくても得られる情報は，進行者から提示してください．

＊シナリオシミュレーターをご活用ください．

### 症例に集中できるように
- 手技は声に出すだけでなく，実際と同じように行うように指示してください．
- 必要な手技が適切に実行された場合にのみ，赤ちゃんの状態が改善することを伝えておきましょう．

### 進行者の役割
- 普段使用しているタイマーを使って，時間管理をしてください．
- 適切な手技が実行された場合に，赤ちゃんのバイタルサインを進めてください．バイタルサイン進行表のチェックボックスを活用してください．
- 受講者の手技にも注目し，問題があれば記録をして，後の振り返りに役立てましょう．

### 終了後の振り返り
- できるだけ受講者自らの言葉で振り返ることができるように，コメントを述べるよりは気づきを促す質問をしましょう．
- 各シナリオで，学習のポイントを1つか2つに絞っておくと，そのポイントに関連する適切な質問をすることができます．

　次ページに「シナリオ集の使い方」や「NCPRシナリオシミュレーターの活用方法」をお示しします．

# シナリオ集の使い方

　初期処置までを必要とする軽症例から，気管挿管やボスミン®投与までの高度な蘇生処置をチームで成功させる必要のある重症例まで，9例のシナリオを準備しました．それぞれのシナリオは以下のように構成されています．

## 学習のポイント

　そのシナリオで最も伝えたいメッセージを簡潔にまとめています．インストラクターがシナリオ中にチェックする項目も，実習後のデブリーフィングにおける話題提供も，この「学習のポイント」を意識しておくとよいでしょう．

## 状況設定

　シナリオの最初に提示する情報です．施設設備や蘇生に関わるスタッフの職種・人数によって変更することができます．

## バイタルサイン進行表

　シナリオ中に提示するバイタルサインを2～4段階で準備しておきます．そして1段階進む条件がチェックリストで示されています．インストラクターはバイタルサインを提示して，受講者の手技を観察しながらチェックしていきます．時間経過ではなく，目標とする手技が遂行されることがバイタルサイン進行の条件です．

## 進め方と振り返りのコツ

　著者の経験をまとめました．

南山堂ホームページ http://www.nanzando.com/books/28141.php に
アクセスすると，以下の資料をご利用いただけます．

＊PowerPoint 2007 以降のバージョンで対応

## NCPR シナリオシミュレーターの活用方法

1. 「NCPR.zip」ファイルをご自身のパソコンのデスクトップにダウンロードしてください．
2. そのファイルを右クリック→「すべて展開」を選択し，デスクトップに展開してください．
3. フォルダ内のファイル NCPR シナリオシミュレーター を開いてください．
4. タイトル画面が表示されます．左側の シナリオ1 から シナリオ9 はこのシナリオ集に対応しており，クリックすると提示できるバイタルサインの表が表示されます．
5. バイタルサインの表のハートマークをクリックすると，数字の心拍数が聞こえます．「強い啼泣」をクリックすると，赤ちゃんの泣き声が聞こえます．いずれも画面左下の「消音」を押すか，約15秒が経過するまで続きます．

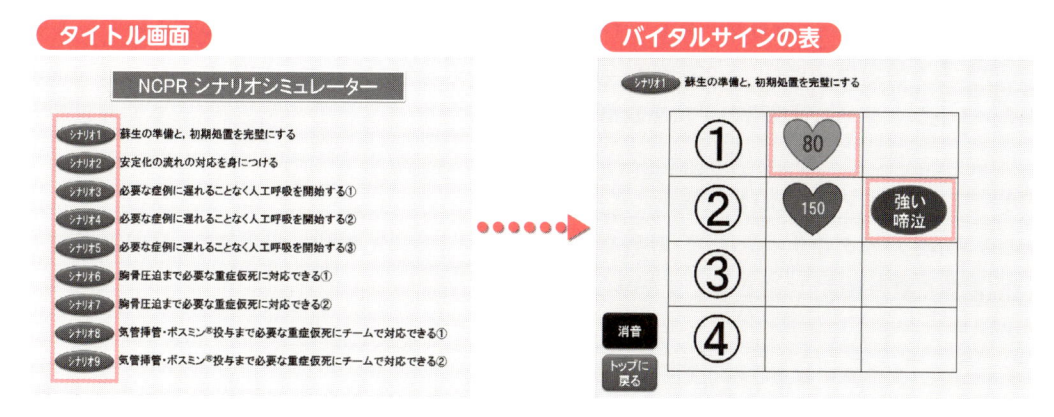

## オリジナルシナリオを作ってみましょう！

・シナリオ10 は，みなさんに自由に作成していただけるテンプレートになっています．
・フォルダ内の シナリオ10 を開き，右側の音声アイコン集から必要な音を選んで右クリック→「コピー」，「貼り付け」をし，左側の シナリオ10 の表に置いてください．
・その後，名前を付けて保存→「PowerPoint プレゼンテーション（T）」で保存し，そのファイルを右クリック→「スライドショー」で開くと，オリジナルシナリオが作成できます．

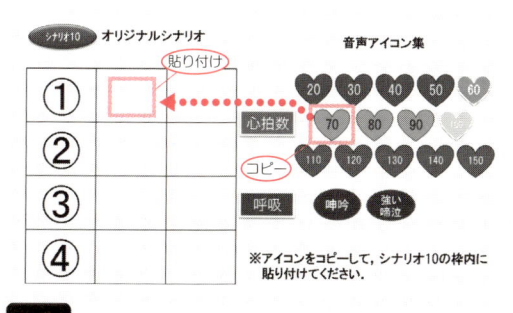

## シナリオ2

### 学習のポイント　安定化の流れの対応を身につける

### 状況設定

| 状況 | 分娩様式 | 妊娠週数 | 推定体重 | 羊水混濁 | その他 |
|---|---|---|---|---|---|
| A | 自然経腟分娩 | 40週 | 3,300 g | あり | CPAPができない施設 |
| B | 選択帝王切開 | 37週 | 2,800 g | なし | CPAPができる施設 |

### バイタルサイン進行表

| バイタル | 呼吸 | 心拍 | SpO$_2$ |
|---|---|---|---|
| ① | 呻吟 | 120 | 60〜70 |

初期処置
- ☐ スニッフィングポジションに整える（肩枕）
- ☐ 気道吸引
  - ☐ 口→鼻の順番にできた
  - ☐ 深さが適切で，10秒以内に終えた
- ☐ 羊水を拭き取る
- ☐ 呼吸を刺激する（足底と背中）

| バイタル | 呼吸 | 心拍 | SpO$_2$ |
|---|---|---|---|
| ② | 呻吟 | 130 | 60〜70 |

- ☐ パルスオキシメータを右手に巻く

CPAP
- ☐ 5〜8 cmH$_2$Oの圧がかかっている
- ☐ スニッフィングポジションが保たれている

酸素投与
- ☐ フリーフロー酸素投与

| バイタル | 呼吸 | 心拍 | SpO$_2$ |
|---|---|---|---|
| ③ | 強い啼泣 | 150 | 80〜90 |

### 進め方と振り返りのコツ

- バイタル②は「しんどそうな呼吸をしています．中心性チアノーゼもあるようです」と，実際には意識をしなくても入ってくる情報はこちらから伝え，心拍数をチェックする動作があればそれに対して，毎分130回の音を鳴らしましょう．
- パルスオキシメータを装着しなかった場合，「中心性チアノーゼは消失したように思います」と伝えましょう．皮膚色の肉眼による評価は信頼性が乏しいニュアンスを伝えます．

# シナリオ 3

## 学習のポイント　必要な症例に遅れることなく人工呼吸を開始する①

## 状況設定

| 状況 | 分娩様式 | 妊娠週数 | 推定体重 | 羊水混濁 | その他 |
|---|---|---|---|---|---|
| A | 吸引分娩 | 39週 | 2,900 g | なし | 医師不在 |
| B | 緊急帝王切開 | 39週 | 2,900 g | なし | 医師立ち会いあり |

## バイタルサイン進行表

| バイタル | 呼吸 | 心拍 | SpO₂ |
|---|---|---|---|
| ① | なし | 80 | 60～70 |
| □ 初期処置<br>□ バッグ・マスク換気…開始は（　　　）秒<br>　□ マスクが密着し加圧できている<br>　□ 胸郭が上昇している<br>　□ スニッフィングポジションが保たれている<br>　□ 1分間に40～60回のペース<br>　□ パルスオキシメータ装着 | | | |
| ② | 強い啼泣 | 130 | 80～90 |

## 進め方と振り返りのコツ

- 「遅れることなく」というところをポイントにしているので，蘇生開始から何秒後にバッグ・マスク換気を実施したかを記録し，フィードバックします．
- 胸郭がまったく上昇していない，回数が少なすぎるなど，大きな問題がある場合には，たとえバッグ・マスク換気を開始していても，しばらくはバイタル①を提示します．
- もしもうまく人工呼吸ができなかった場合，そんな時こそ学習のチャンスです！赤ちゃんに迷惑をかけたわけではない．むしろこの実習で改善点がみつかり，本番で赤ちゃんの予後が改善できるとしたら，こんなに有用なことはありません．何がうまくいかなかったのか，どのような修正方法があるのか，納得がいくまで討論しましょう．そして同じシナリオをもう一度実施してみてください．

# シナリオ 4

## 学習のポイント　必要な症例に遅れることなく人工呼吸を開始する②

## 状況設定

| 状　況 | 分娩様式 | 妊娠週数 | 推定体重 | 羊水混濁 | その他 |
|---|---|---|---|---|---|
| A | 自然経腟分娩 | 40 週 | 3,400 g | なし | 医師不在 |
| B | 緊急帝王切開 | 41 週 | 2,700 g | あり | 医師立ち会いあり |

## バイタルサイン進行表

| バイタル | 呼　吸 | 心　拍 | SpO₂ |
|---|---|---|---|
| ① | なし | 50 | 60～70 |
| □ 初期処置<br>□ バッグ・マスク換気…開始は（　　　）秒<br>　□ マスクが密着し加圧できている<br>　□ 胸郭が上昇している<br>　□ スニッフィングポジションが保たれている<br>　□ 1 分間に 40～60 回のペース<br>　□ パルスオキシメータ装着 | | | |
| ② | なし | 80 | 60～70 |
| バッグ・マスク換気を継続<br>　□ 胸郭が上昇している<br>　□ 1 分間に 40～60 回のペース | | | |
| ③ | 強い啼泣 | 130 | 80～90 |

## 進め方と振り返りのコツ

- シナリオ 3 よりも少し回復に時間がかかりますが，必要な手技は同じです．やはりバッグ・マスク換気を開始した時間を重視します．
- 2 人で蘇生をする場合には，早い段階でパルスオキシメータを装着することもポイントです．
- このレベルのシナリオには十分対応できる受講者に対しては，「この人形では簡単に胸が上がりますが，実際の赤ちゃんでは容易に胸が上がらない場合もありますよね．そんな時にはどうしますか？」と，バッグ・マスク換気の有効性の判断方法や，無効の場合の対応について質問し，ディスカッションすることも有効でしょう．

# シナリオ 5

## 学習のポイント
必要な症例に遅れることなく人工呼吸を開始する③
腹部膨満対策を行うことができる

## 状況設定

| 状況 | 分娩様式 | 妊娠週数 | 推定体重 | 羊水混濁 | その他 |
|---|---|---|---|---|---|
| A | 吸引分娩 | 38週 | 3,000 g | なし | 母体への抗痙攣薬投与 |
| B | 緊急帝王切開 | 40週 | 3,200 g | なし | 母体全身麻酔 |

## バイタルサイン進行表

| バイタル | 呼吸 | 心拍 | SpO$_2$ |
|---|---|---|---|
| ① | なし | 80 | 60〜70 |

☐ 初期処置
☐ バッグ・マスク換気…開始は（　　　）秒
　☐ マスクが密着し加圧できている
　☐ 胸郭が上昇している
　☐ スニッフィングポジションが保たれている
　☐ 1分間に40〜60回のペース
　☐ パルスオキシメータ装着

| バイタル | 呼吸 | 心拍 | SpO$_2$ |
|---|---|---|---|
| ② | なし | 120 | 70〜80 |

バッグ・マスク換気を継続
　☐ 胸郭が上昇している
　☐ 1分間に40〜60回のペース

| バイタル | 呼吸 | 心拍 | SpO$_2$ |
|---|---|---|---|
| ③ | なし | 130 | 80〜90 |

バッグ・マスク換気を継続（1〜2分継続する）
腹部膨満対策
　☐ 経口胃管を挿入する
　☐ 気管挿管をする

## 進め方と振り返りのコツ

- 数分以上バッグ・マスク換気を必要とする場合に，腹部膨満対策を行うことができることが目標の1つですが，あくまでも最も重要なポイントは遅れることなく，正しくバッグ・マスク換気を行うことです．
- 腹部膨満対策に関する介入が出なければ，「少しお腹が張ってきたようです…」と伝えてみましょう．
- シナリオ3〜5はいずれも人工呼吸までを必要とするものですが，同じようなシナリオを繰り返すことによって，「必要な赤ちゃんに対して，遅れることなく人工呼吸を開始する」ことの重要性が強く認識できると思います．

# シナリオ 6

## 学習のポイント　　胸骨圧迫まで必要な重症仮死に対応できる①

## 状況設定

| 状　況 | 分娩様式 | 妊娠週数 | 推定体重 | 羊水混濁 | その他 |
|---|---|---|---|---|---|
| A | 緊急帝王切開 | 37週 | 2,700 g | なし | 医師不在（挿管なし） |
| B | 緊急帝王切開 | 39週 | 2,900 g | なし | 医師立ち会い（挿管あり） |

## バイタルサイン進行表

| バイタル | 呼　吸 | 心　拍 | $SpO_2$ |
|---|---|---|---|
| ① | なし | 30 | |
| ☐ 初期処置<br>☐ バッグ・マスク換気…開始は（　　　）秒<br>　☐ 胸郭が上昇している<br>　☐ 1分間に40〜60回のペース<br>☐ 胸骨圧迫…開始は（　　　）秒<br>　☐ 圧迫部位は適切<br>　☐ 圧迫の深さは適切<br>　☐ 圧迫の速さは適切<br>　☐ 胸郭の再拡張は十分<br>　☐ 人工呼吸と協調的にできている<br>☐ 酸素濃度を100％に上げる | | | |
| ② | なし | 80 | 60〜70 |
| バッグ・マスク換気を継続<br>　☐ 胸郭が上昇している<br>　☐ 1分間に40〜60回のペース | | | |
| ③ | 強い啼泣 | 130 | 80〜90 |

## 進め方と振り返りのコツ

- 有効なバッグ・マスク換気と，適切な手技による胸骨圧迫まで実施できて，初めてバイタル②に移行します．酸素濃度変更を忘れていたとしても，バイタル②に移行させてもよいですが，後の振り返りでフィードバックしましょう．
- バッグ・マスク換気と胸骨圧迫の開始時刻を記録し，振り返りでフィードバックしましょう．
- 医師立ち会いのある状況設定の場合，気管挿管を選択することもできます．その場合も，成功した気管挿管換気と，適切な手技による胸骨圧迫まで実施できてからバイタル②に移行します．

# シナリオ 7

## 学習のポイント　胸骨圧迫まで必要な重症仮死に対応できる②

## 状況設定

| 状況 | 分娩様式 | 妊娠週数 | 推定体重 | 羊水混濁 | その他 |
|---|---|---|---|---|---|
| A | 緊急帝王切開 | 38週 | 2,800 g | なし | 医師不在（挿管なし） |
| B | 緊急帝王切開 | 40週 | 3,400 g | あり | 医師立ち会い（挿管あり） |

## バイタルサイン進行表

| バイタル | 呼吸 | 心拍 | SpO₂ |
|---|---|---|---|
| ① | なし | 30 | |
| ☐ 初期処置<br>☐ バッグ・マスク換気…開始は（　　）秒<br>　☐ 胸郭が上昇している<br>　☐ 1分間に40〜60回のペース<br>☐ 胸骨圧迫…開始は（　　）秒<br>　☐ 圧迫部位は適切<br>　☐ 圧迫の深さは適切<br>　☐ 圧迫の速さは適切<br>　☐ 胸郭の再拡張は十分<br>　☐ 人工呼吸と協調的にできている<br>☐ 酸素濃度を100%に上げる | | | |
| ② | なし | 50 | 60〜70 |
| バッグ・マスク換気と胸骨圧迫を30秒継続<br>　☐ バッグ・マスク換気では胸郭が上昇している<br>　☐ 胸骨圧迫の速さ，深さ，再拡張が適切で協調的 | | | |
| ③ | なし | 80 | 60〜70 |
| バッグ・マスク換気を継続<br>　☐ 胸郭が上昇している<br>　☐ 1分間に40〜60回のペース | | | |
| ④ | 強い啼泣 | 120 | 80〜90 |

## 進め方と振り返りのコツ

- シナリオ6よりも少し回復に時間がかかりますが，必要な手技は同じです．適切な人工呼吸と胸骨圧迫を30秒間実施できればバイタルは①から②へ移行し，さらに30秒間実施できれば②から③へ移行します．不適切な手技であればバイタルは移行させません．
- 気管挿管やボスミン®投与を行った場合も，「胸郭が上昇する人工呼吸」と「適切な手技の胸骨圧迫」が30秒間実施された場合にのみバイタルを移行させます．

# シナリオ 8

## 学習のポイント　気管挿管・ボスミン® 投与まで必要な重症仮死にチームで対応できる①

## 状況設定

| 状　況 | 分娩様式 | 妊娠週数 | 推定体重 | 羊水混濁 | その他 |
|---|---|---|---|---|---|
| A | 緊急帝王切開 | 39 週 | 3,300 g | なし | 医師立ち会い（挿管あり） |

## バイタルサイン進行表

| バイタル | 呼　吸 | 心　拍 | SpO$_2$ |
|---|---|---|---|
| ① | なし | 30 | |
| □ 初期処置<br>□ バッグ・マスク換気…開始は（　　　）秒<br>□ 気管挿管…完了は（　　　）秒<br>　□ 人工呼吸時に胸郭は上昇している<br>□ 胸骨圧迫…開始は（　　　）秒<br>　□ 胸骨圧迫の手技は適切<br>　□ 酸素濃度を 100％に上げる<br>□ 気管内ボスミン® 投与…開始は（　　　）秒<br>　□ ボスミン® 投与量は適切 | | | |
| ② | なし | 50 | 60〜70 |
| 気管挿管換気と胸骨圧迫を 30 秒継続<br>□ 換気では胸郭が上昇している<br>□ 胸骨圧迫の速さ，深さ，再拡張が適切で協調的 | | | |
| ③ | なし | 80 | 60〜70 |
| 気管挿管換気を継続<br>□ 胸郭が上昇している<br>□ 1 分間に 40〜60 回のペース | | | |
| ④ | なし | 120 | 80〜90 |

## 進め方と振り返りのコツ

- 気管挿管換気と胸骨圧迫，気管内へのボスミン® 投与のすべてを行うことでバイタルは①→②に移行します．それぞれの手技開始時刻と，チェックされたポイントについてフィードバックします．
- チームワークに関するポイントも，振り返ってみるとよいでしょう．

> ☑ 事前に患者情報を共有し，人数や物品の準備はできていましたか？
> ☑ 役割分担がはっきりしていましたか？
> ☑ 共有すべき情報を明確に伝え，うまくコミュニケーションができましたか？
> ☑ お互いの手技を相互に観察し，指摘することができましたか？

# シナリオ 9

## 学習のポイント　気管挿管・ボスミン® 投与まで必要な重症仮死にチームで対応できる②

## 状況設定

| 状　況 | 分娩様式 | 妊娠週数 | 推定体重 | 羊水混濁 | その他 |
|---|---|---|---|---|---|
| A | 吸引分娩 | 40 週 | 3,500 g | 血性羊水 | 医師立ち会い (挿管あり) |

## バイタルサイン進行表

| バイタル | 呼　吸 | 心　拍 | SpO$_2$ |
|---|---|---|---|
| ① | なし | 30 | |
| □ 初期処置<br>□ バッグ・マスク換気…開始は (　　) 秒<br>□ 気管挿管…完了は (　　) 秒<br>　□ 人工呼吸時に胸郭は上昇している<br>□ 胸骨圧迫…開始は (　　) 秒<br>　□ 胸骨圧迫の手技は適切<br>　□ 酸素濃度を 100％に上げる<br>□ 気管内ボスミン® 投与…開始は (　　) 秒<br>　□ ボスミン® 投与量は適切<br>□ 臍帯静脈路確保…(　　) 秒<br>□ 臍帯静脈路からボスミン® 投与…(　　) 秒<br>□ 臍帯静脈路確保から生食投与…(　　) 秒<br>　□ ボスミン®・生食の投与量・方法は適切 ||||
| ② | なし | 50 | 60〜70 |
| 気管挿管換気と胸骨圧迫を 30 秒継続<br>□ 換気では胸郭が上昇している<br>□ 胸骨圧迫の速さ，深さ，再拡張が適切で協調的 ||||
| ③ | なし | 80 | 60〜70 |
| 気管挿管換気を継続<br>□ 1 分間に 40〜60 回のペース ||||
| ④ | なし | 120 | 80〜100 |
| □ SpO$_2$ 高値ならば酸素濃度を下げていく<br>□ NICU 入院．脳低体温療法の必要性を検討する ||||

## 進め方と振り返りのコツ

- これだけ複雑な蘇生になると，必ず反省点は出てきます．個々の判断や処置の適切さだけでなく，チームワークについても振り返りましょう．インストラクターがすべてを観察・記録するのは不可能です．上記チェック事項を最低限記録し，受講者自らに振り返っていただくとよいでしょう．

# シナリオ 10

テンプレートとしてご使用ください．

## 学習のポイント

## 状況設定

| 状 況 | 分娩様式 | 妊娠週数 | 推定体重 | 羊水混濁 | その他 |
|---|---|---|---|---|---|
| A | | | | | |
| B | | | | | |

## バイタルサイン進行表

| バイタル | 呼 吸 | 心 拍 | SpO₂ |
|---|---|---|---|
| ① | | | |
| ☐ <br> ☐ <br> ☐ <br> ☐ <br> ☐ | | | |
| ② | | | |
| ☐ <br> ☐ <br> ☐ | | | |
| ③ | | | |
| ☐ <br> ☐ <br> ☐ | | | |
| ④ | | | |
| ☐ <br> ☐ <br> ☐ | | | |

## 進め方と振り返りのコツ

実践力UP！NCPR（新生児蘇生法）37のポイント

| | | |
|---|---|---|
| 2015年 4月20日　1版1刷 | | ⓒ 2015 |
| 2021年 1月25日　　　　4刷 | | |

著　者
　　水本　洋
　　みずもと　ひろし

発行者
　　株式会社 南山堂　代表者 鈴木幹太
　　〒113-0034　東京都文京区湯島 4-1-11
　　TEL 代表 03-5689-7850　　www.nanzando.com

ISBN 978-4-525-28141-0

JCOPY ＜出版者著作権管理機構 委託出版物＞
複製を行う場合はそのつど事前に(一社)出版者著作権管理機構(電話03-5244-5088，FAX 03-5244-5089, e-mail: info@jcopy.or.jp)の許諾を得るようお願いいたします．

本書の内容を無断で複製することは，著作権法上での例外を除き禁じられています．また，代行業者等の第三者に依頼してスキャニング，デジタルデータ化を行うことは認められておりません．

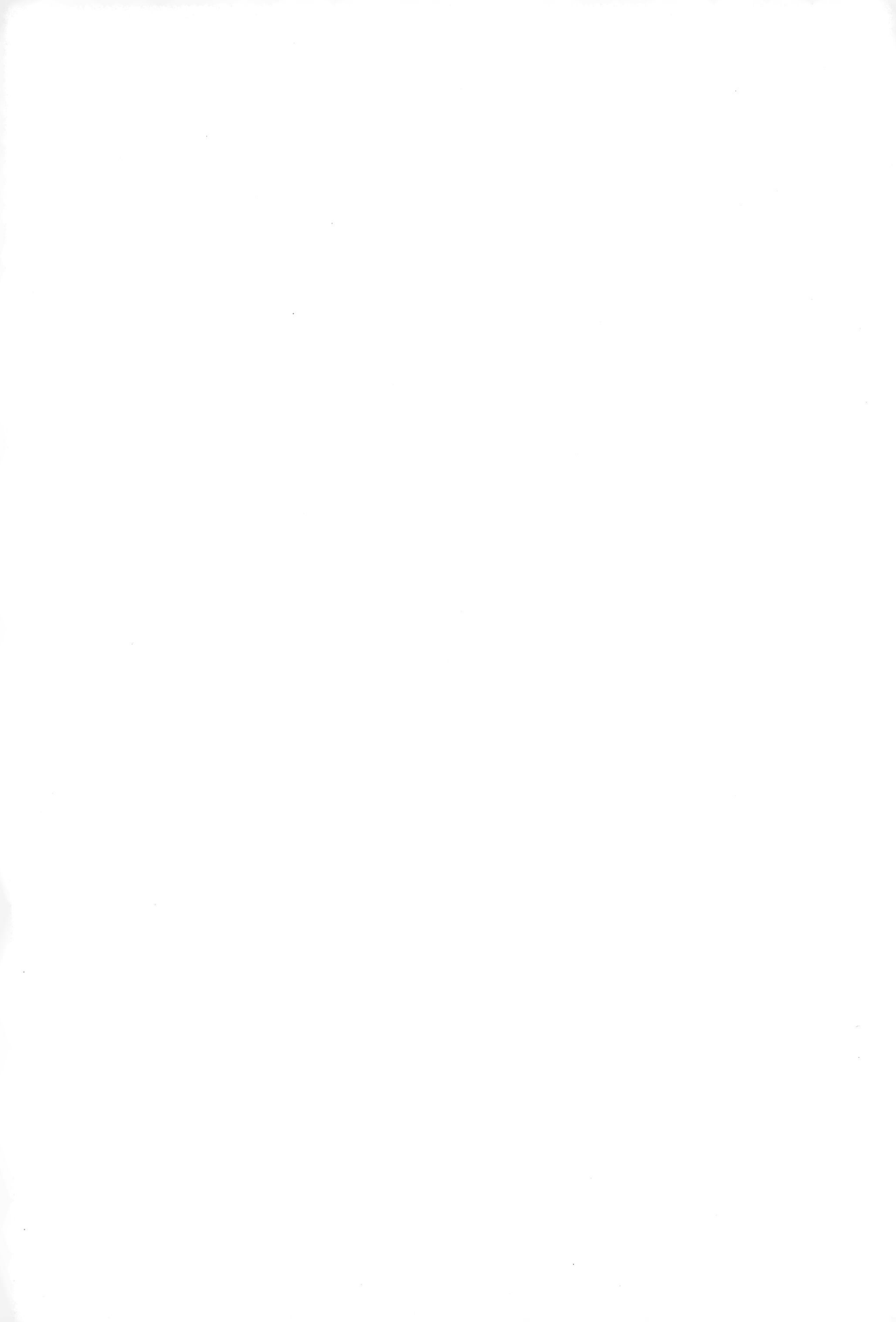